科 普 中 国

CHINA SCIENCE COMMUNICATION

U0502903

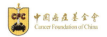
中国癌症基金会
Cancer Foundation of China

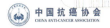
中国抗癌协会
CHINA ANTI-CANCER ASSOCIATION

丛书主编　支修益　田艳涛　付凤环　秦德继

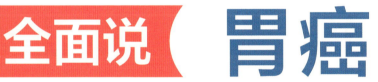

全面说 胃癌

田艳涛　主编

中国科学技术出版社

·北　京·

图书在版编目（CIP）数据

全面说胃癌 / 田艳涛主编 . -- 北京：中国科学技术出版社，2025. 3.
-- （科普中国·肿瘤防控科普丛书 / 支修益等主编）. -- ISBN 978-7-
5236-1249-1

Ⅰ . R735.2

中国国家版本馆 CIP 数据核字第 2025UM6524 号

策划编辑	宗俊琳　张　龙	
责任编辑	王久红	
文字编辑	张　龙	
装帧设计	佳木水轩	
责任印制	徐　飞	

出　　版	中国科学技术出版社	
发　　行	中国科学技术出版社有限公司	
地　　址	北京市海淀区中关村南大街 16 号	
邮　　编	100081	
发行电话	010-62173865	
传　　真	010-62179148	
网　　址	http://www.cspbooks.com.cn	

开　　本	880mm×1230mm　1/32	
字　　数	90 千字	
印　　张	5.5	
版　　次	2025 年 3 月第 1 版	
印　　次	2025 年 3 月第 1 次印刷	
印　　刷	北京盛通印刷股份有限公司	
书　　号	ISBN 978-7-5236-1249-1/R·3438	
定　　价	48.00 元	

（凡购买本社图书，如有缺页、倒页、脱页者，本社销售中心负责调换）

本书编著者名单

主　　编　田艳涛

副主编　徐　泉　师稳再　金　鹏　邵欣欣

编　　者　（以姓氏汉语拼音为序）

　　　　　杜永星　胡海涛　姜玉娟　金　鹏

　　　　　康文哲　李望遥　李　洋　刘　昊

　　　　　卢一鸣　马福海　马　帅　邵欣欣

　　　　　师稳再　田艳涛　田　桢　王海阔

　　　　　王　鹏　熊建平　徐　泉　薛丽燕

　　　　　杨　林　张红梅

学术秘书　胡海涛

内 容 提 要

　　本书是"科普中国·肿瘤防控科普丛书"系列的全新力作，不仅深入剖析了胃癌的方方面面，更是一部汇聚了外科、内科、放疗科、内镜科、病理科、影像科、中医科、心理学、康复医学以及胃癌基础研究等多学科领域专家智慧的宝典。作者将带领读者全面了解胃癌——这一在我国恶性肿瘤发病率和死亡率均位居前列的疾病。从胃癌的成因、预防策略，到早期筛查的重要性及方法，再到精确诊断的技术进展，本书都进行了详尽的阐述。同时，针对胃癌的各种治疗手段，包括手术、化疗、放疗、免疫治疗等，书中也给出了清晰易懂的解释和科学的指导。此外，本书还特别关注了胃癌患者的康复过程，提供了心理调适的实用建议和推荐食谱，帮助患者在身体和精神上都能得到更好的恢复。这些内容不仅对患者和家属有极大的帮助，也能让普通读者更加了解胃癌，从而建立起科学的生活方式，有效预防胃癌的发生。本书内容丰富且精准，每一个知识点都配有翔实的案例和生动的图解，使复杂的医学信息变得易于理解和接受。无论是对于想要了解胃癌知识的普通读者，还是从事癌症诊疗及科普工作的基层医务工作者，本书都是一份不可或缺的宝贵资料。

癌症是人类面临的重大公共卫生问题,是我国城乡居民的主要死亡原因。2022 年,我国有超过 482 万新发恶性肿瘤病例,约 257 万人死于恶性肿瘤。随着人口老龄化和工业化、城镇化进程的不断加快,加之慢性感染、不健康生活方式的广泛流行和环境污染、职业暴露等因素的逐渐累积,未来我国癌症防控形势依然严峻而复杂。

癌症的发生和发展是一个多因素、多阶段、复杂渐进的过程。随着现代医学的进步和科技的创新发展,恶性肿瘤已基本实现可防可治,世界卫生组织研究认为,大约 40% 的恶性肿瘤可以通过控制癌症危险因素、改变生活方式等避免。因此,广泛而有效地开展癌症科普宣传,使社会大众了解和掌握恶性肿瘤防治的核心知识,并在日常生活中主动采取有效的预防措施,比如控烟限酒、均衡饮食、进行适宜的体力活动、控制体重、接种疫苗、预防性治疗、早期筛查、控制致癌物质的暴露等，对于降低我国恶性肿瘤的发病率和死亡率具有非常重要的意义。

近年来，我国高度重视癌症防治的科普宣传工作，《"健康中国 2030"规划纲要》和《健康中国行动——癌症防治行动实施方案（2023—2030 年）》指出，要普及防癌健康科普知识，提高全民防癌抗癌意识，并制订了到 2030 年癌症防治核心知识知晓率达到 80% 以上的目标。为贯彻实施国家癌症防治行动，提升全民防癌抗癌意识，中国癌症基金会携手中国抗癌协会，启动"科普中国·肿瘤防控科普丛书"项目，组织全国癌症防治领域权威专家，倾力打造"科普中国·肿瘤防控科普丛书"。

"科普中国·肿瘤防控科普丛书"汇聚了国内多家医院的编写团队，凝聚了众多专家学者的心血和智慧，由中国科学技术出版社出版发行，具有很高的科学性、权威性和指导性。丛书主要集中于我国高发病率和高死亡率的癌种，聚焦肿瘤防控重点、社会关注热点、民众普及要点，以社会医疗问题和患者健康问题为导向，通过生动的案例、精美的插图和简洁的文字，向社会大众传递肿瘤防治核心知识，倡导每个人做自己健康的第一责任人，践行健康生活方式，积极防癌抗癌。

期望"科普中国·肿瘤防控科普丛书"能够成为健康中国建设的品牌科普作品,成为点亮癌症患者健康之路的明灯,照亮每一位读者的心灵,激起全民防癌抗癌的磅礴力量。

在此,感谢所有参与编写的专家及出版发行机构为丛书出版所做的努力!中国癌症基金会秉承科学、共济、仁爱、奉献的精神,致力于预防控制癌症,愿与大家一起,为建设一个没有癌症的世界而不懈奋斗!

中国癌症基金会理事长

肿瘤一直是危害人类健康的重大疾病，21世纪以来，我国肿瘤的发病率和致死率逐渐上升。随着医学及其技术的进步，肿瘤已逐步成为"可防可治"的疾病。

当前，恶性肿瘤的发病率持续上升，普通民众的疾病知识与健康意识仍普遍不足，因此民众对肿瘤科普知识的需求越来越迫切。面对肿瘤，民众大多存有畏惧心理，主要根源在于普通大众缺乏肿瘤防治科普知识，往往抱有侥幸心理，祈祷疾病不要降临己身；又出于恐惧对医院望而却步，错过了最佳的治疗时机。

国内外相关研究显示，30%的肿瘤能通过健康科普宣传、改变或改善不良生活方式获得有效防控。健康科普宣传对预防肿瘤发生、降低发病率和死亡率、提高病患生存质量具有重要作用。因此，肿瘤防治科普工作刻不容缓。

肿瘤防治，科普先行。科学严谨、紧跟前沿、知识准确、通俗易懂是民众对健康科普的基本要求。

作为我国肿瘤学领域历史最悠久、规模最大、水平最高、影响力最强的国家一级协会，中国抗癌协会一直以来非常重视癌症防治科普宣传，早在 2018 年就成立了我国肿瘤科普领域的第一支专业团队——中国抗癌协会肿瘤防治科普专业委员会。通过组建肿瘤科普专家团队、发展肿瘤科普教育基地、打造肿瘤核心科普知识库、开展多种科普主题活动、制订肿瘤科普指南、助力青年医师科普能力培训等方式，持续、系统地输出科学准确的肿瘤防治科普内容，为健康中国贡献肿瘤医学界的集体力量。

2022—2023 年，中国抗癌协会组织 131 000 余位权威专家，集体编写完成了我国首部《中国肿瘤整合诊治指南（CACA）》（以下简称《CACA 指南》），共计 800 余万字，覆盖 53 个常见瘤种（瘤种篇）和 60 项诊疗技术（技术篇），共计 113 个指南，横纵维度交叉，秉承"防筛诊治康，评扶控护生"十字方针，聚焦我国人群的流行病学特征、遗传背景、原创研究成果及诊疗防控特色，纳入中国研究，注重中国特点，兼顾医疗可及性，体现整合医学思维，是兼具中国本土特点和国际视野、适合中国人群的肿瘤指南体系。

健康科普类图书作为我国传播健康知识的有效途径之一，承担着普及健康知识、改善健康观念和保持健康行为的重要责任。此次由中国科协科普部指导、中国癌症基金会和中国抗癌协会组织编写、中国科学技术出版社出版的"科普中国·肿瘤防控科普丛书"以"肿瘤防治，赢在整合"的整合医学思想为指导，以《CACA指南》为依据，聚焦重点、关注热点、普及要点，以"防筛诊治康"为核心理念，以"评扶控护生"诊疗新技术、治疗新进展为主线，以社会医疗问题和患者健康问题为导向，制止流言、揭穿谎言、粉碎谣言，将民众对肿瘤防治知识的渴望和基层临床医生对肿瘤诊疗新技术、新药物、新规范的需求推进落地。

　　丛书的各分册由相关领域学科带头人牵头，凝聚了临床一线知名专家的集体智慧和心血。丛书内容优质、特色突出、吸引力强；语言简洁明了、生动有趣；编写结构新颖、形式活泼，带给读者轻松阅读的良好体验，且不失领域内的学科深度；有根有据，理论联系实际，使读者一看就明白，并能与自身情况相联系，推进自我健康管理与常见肿瘤防治，让民众理性识瘤、辨瘤，不盲目恐慌，充分激发科普宣传的主动性和创造性，真正造福广大民众。

在此，感谢所有参与编写的专家、出版发行机构为增强民众防治肿瘤的信心所做的努力、给予肿瘤防治研究与科普宣教的支持、为国家健康事业做出的贡献！

中国抗癌协会理事长

丛书前言

　　健康是促进人全面发展的必然要求，是经济社会发展的基础条件，是民族昌盛和国家富强的重要标志，也是广大人民群众的共同追求。习近平总书记在党的二十大报告中强调指出，要"推进健康中国建设""把保障人民健康放在优先发展的战略位置，完善人民健康促进政策"。健康既是一种权利，更是一种责任。维护自身健康是个人的首要责任，需强化自己是健康"第一责任人"观念。

　　为践行《"健康中国 2030"规划纲要》，2022 年 5 月 31 日，国家卫生健康委网站刊载了由中宣部、中央网信办、广电总局等 9 部委联合发布的《关于建立健全全媒体健康科普知识发布和传播机制的指导意见》（以下简称《意见》）。

　　《意见》的总体要求包括以保护人民生命安全、增强人民身体健康为出发点，以公众健康需求为导向，增加权威健康科普知识供给，扩大健康科普知识的传播覆盖面，为人民群众准确查询和获取健康科普知识提供便利，提升健康意识与素养。同时，提升健康信息的质量，发挥健康科普专家的作用，遏制虚假健康信息，净化健康科普知识传播环境。

根据《意见》，卫生健康行政管理部门应当加大健康科普知识供给力度，支持并鼓励医疗卫生行业与相关从业人员创作和发布更多、更优质的健康科普作品。

肿瘤科普，刻不容缓。

基于此，在中国科学技术协会科普部的指导下，中国癌症基金会与中国抗癌协会携手合作，牵头组织国内肿瘤防治领域权威专家，共同编写了"科普中国·肿瘤防控科普丛书"。

丛书聚焦我国常见的恶性肿瘤，邀请我国肿瘤防治领域学科带头人担任各分册主编和副主编，主要集中于我国高发病率和高致死率前十位的癌种，每个癌种独立成册。

丛书聚焦重点，关注热点，普及要点，以《中国肿瘤整合诊治指南（CACA）》的"防筛诊治康，评扶控护生"为主线，以社会医疗问题和患者健康问题为导向，以癌症领域的药物新研发、诊疗新技术、治疗新进展为主线，真正反映当前癌症各专业领域诊疗科普知识的"最新版"，本着

"及时制止流言、科学揭穿谎言、彻底粉碎谣言"的初衷，将民众对癌症防治知识和康复知识的渴望和基层临床医生对于癌症诊疗新技术、新药物、新规范的需求推进落地。

再次感谢各分册主编和编写人员的倾心投入和大力支持，感谢中国科学技术出版社的鼎力相助。相信此套丛书的出版将大力助推传播防癌、抗癌新知识，帮助患者树立战胜癌症的信心，普及科学合理的规范化治疗方法，希望能够对民众，尤其是肿瘤患者及其家属有所帮助，真正做到坦然说癌，科学规范治癌。

当前肿瘤防治的新知识不断涌现，限于篇幅，丛书中可能存在一些疏漏或不足之处，敬请广大专家、同行不吝给予指正。

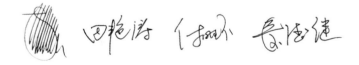

本书与已出版的《全面说肺癌》《全面说神经系统肿瘤》《全面说食管癌》等分册均为"科普中国·肿瘤防控科普丛书"系列的重要组成部分，收到了公众的广泛好评。

本系列丛书由中国癌症基金会、中国抗癌协会及中国科学技术出版社联合发起并主编，旨在将我国肿瘤科普事业推向新的高度。我们有幸请到了樊代明院士和中国癌症基金会张勇理事长作为名誉主编，由支修益教授、付凤环副理事长、秦德继社长与我共同主编，联袂携手，为丛书的内容质量和科学性把关。

通过本系列丛书的出版，我们的愿景是将复杂的医学知识以通俗易懂的语言、结合生动的案例分析和形象的插图漫画，传递给广大公众、肿瘤患者及其家属。这一系列工作不仅普及了肿瘤的预防、筛查、诊断、治疗和康复等领域的前沿知识，同时也致力于追踪和介绍肿瘤防控领域的最新研究进展。

在编撰本书时，我们特别关注胃癌这一具有较高发病率和死亡率的癌症，为此组织了全国众多胃癌领域的权威专家，并进行了精心的内容搜集、整理、编撰、校对及审核，力求打造出一部知识性与趣味性并存，全方位覆盖胃癌"防、筛、诊、治、康"的优秀读物，以响应"健康中国 2030"战略的号召。

科普事业是提升公民科学素养、推动社会文明进步的重要途径。我们期待包括这部《全面说胃癌》在内的"科普中国·肿瘤防控科普丛书"，能够成为大众获取肿瘤防控知识的重要工具，同时为医学科普领域注入新的活力与价值。

我们坚信，通过齐心协力与持之以恒的奉献，我们将逐步提升公众对肿瘤科学的深刻理解，共同为实现"健康中国"的宏伟目标贡献力量。

目 录

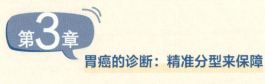

第3章

胃癌的诊断：精准分型来保障

第4章

胃癌的治疗：整合治疗是关键

第5章

胃癌的康复：贯穿诊治全过程

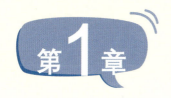

胃癌的预防：

远离高危因素

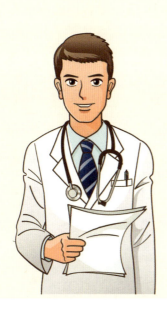

一、胃的解剖结构与胃癌好发部位

◎ 胃的解剖结构

在我们的身体里，有一个非常特别的器官，它既是消化系统的重要成员，也承载着我们对食物的热爱——那就是胃。胃不仅是我们能够享受美食的基础，更是一个复杂而精致的生物结构。今天，让我们一起探索胃的解剖结构，揭开它的神秘面纱。

① 胃的位置和形状

胃位于我们的腹部，具体来说，它处于膈肌下面，肝脏的左侧。形状像一个扁扁的袋子，既有弹性又能扩展。想象一下，当我们吃了很多食物时，胃就会像"充满气的气球"一样膨胀，而空腹时则会收缩。

② "两道门"的秘密

胃有两个非常重要的"门"，入口称为贲门，出口称为幽门。贲门像一个守卫，确保食物只能从食管进入胃，而不让食物反流回食管。幽门则控制食物何时离开胃进入小肠。这两个"门"的相互协作，保证了食物在胃中的正常停留和有序流动。

③ "四层墙"的结构

胃壁由四层不同的组织构成，每一层都有其独特的功能。黏膜层，胃壁的最内层，是接触食物的部分，负责分泌胃液，包括盐酸、消化酶等，帮助我们分解食物。同时，黏膜层还有一层保护膜，防止胃酸侵蚀胃壁。黏膜下层，位于黏膜层下方，支撑着黏膜层，含有血管和神经，为胃壁提供营养和感觉。肌层，由平滑肌组成，分为外纵平滑肌、中环平滑肌和内斜平滑肌。这些肌肉的协调收缩，让胃能够搅拌和混合食物，更好地进行消化。浆膜层，胃壁的最外层，由一层滑润的组织构成，可减少胃和周围器官的摩擦，使胃在腹腔内活动自如。

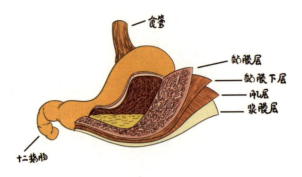

食管

黏膜层
黏膜下层
肌层
浆膜层

十二指肠

胃"四层墙"的结构

❹ 胃的功能

胃的主要功能是存储食物，并通过物理和化学方式处理食物。属于强酸的胃液能够杀死绝大多数微生物，保护我们不被感染。同时，胃还通过其节律性的收缩蠕动，将食物推过幽门进入小肠，开始进一步的消化吸收。

◎ 胃癌好发部位

胃癌，作为全球范围内较为常见的恶性肿瘤之一，对人类的健康构成了严重威胁。胃癌的发生不是随机的，它在胃中有着不同的好发部位。了解这些好发部位，有助于我们更好地采取预防措施。

胃可分为多个部分：贲门（接近食管的入口）、胃体（主要部分）、胃底（靠近贲门上方的部分）和胃窦（靠近幽门的部分）。胃的下部，特别是胃窦和胃体的交界处，是胃癌的好发部位。这并非偶然，而是与这些区域的生理功能和解剖结构密切相关。

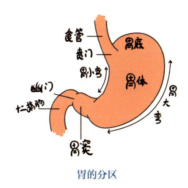

胃的分区

① 胃窦区

胃窦位于胃的下部，紧邻幽门，是连接胃和十二指肠的关键过渡区。胃窦区因其独特的解剖位置和生理功能，成为胃癌的高发区域之一。在这里，食物被进一步处理后进入小肠，导致胃窦的黏膜经常暴露在食物残渣、胃酸和消化酶的共同作用下，这种长期刺激可能导致黏膜细胞发生变异，增加了患胃癌的风险。

② 胃体至胃窦的过渡区

胃体与胃窦的过渡区也是胃癌的好发区域。这个区域承受着从胃体向胃窦过渡时食物和胃液的压力。胃体部分是胃酸和胃消化酶分泌最活跃的区域，而当这些消化液流向胃窦时，它们对黏膜的侵蚀可能会导致细胞的非正常增生。此外，这一区域的黏膜也容易受到十二指肠反流进入的内容物的刺激，这种来自不同消化段的双重"攻击"使得该区域成为胃癌的又一个高发地带。

③ 胃底和贲门区

胃底和贲门区虽然胃癌发生相对较少，但也是可能发生的地方。这些区域接近食管，可能受到食管反流物的刺激，特别是长期的胃食管反流病患者，在此部位发展成癌症的风险较高。胃底部分含有大量胃酸分泌细胞，长期的胃酸过度分泌可能导致这一区域黏膜的损伤和癌变。

◎ 胃癌的流行病学特点

① 全球视角

在全球范围内，胃癌是第五位常见的癌症类型，也是死亡率位列第五的癌症。根据世界卫生组织的数据，每年大约有 100 万新的胃癌病例被诊断，而死亡人数接近66 万。这些统计数字揭示了胃癌对全球公共健康带来的巨大挑战。

❷ 地理差异

胃癌的发生有着明显的地理分布特点。亚洲国家，特别是中国、日本和韩国，均报道了较高的胃癌发病率。相比之下，北美和非洲的部分地区的胃癌发病率相对较低。这种地理上的差异暗示了环境、饮食习惯、遗传因素和感染（如幽门螺杆菌）等多种因素在胃癌发病中的作用。

❸ 年龄、性别和风险因素

胃癌主要影响中老年人群，尤其是 65 岁以上的人群。男性发病率约是女性的 2 倍，这可能与生活方式和环境因素有关。烟草使用、长期饮用含酒精饮料、过度摄入腌制食品、家族遗传史，以及缺乏新鲜水果和蔬菜的摄入都被认为是增加胃癌风险的因素。此外，慢性幽门螺杆菌感染被视为胃癌的一个重要风险因素，因为它可以导致胃黏膜的长期炎症和损伤。

❹ 预防和筛查

考虑到胃癌的高死亡率和高发病率，预防和早期筛查就显得尤为重要。改善饮食习惯，如增加新鲜水果和蔬菜的摄入，减少腌制和加工食品的摄入，以及戒烟和限制酒精摄入，都是减少胃癌风险的有效措施。在高风险地区，如东亚国家，定期进行胃癌筛查可以早期发现胃癌并进行治疗，从而显著提高生存率。

⑤ 挑战与希望

虽然胃癌的治疗在过去几十年里有了显著进展，包括手术、化疗和放疗的改进，但早期诊断仍然是提高生存率的关键。许多胃癌患者在诊断时已处于晚期，这大大降低了治疗的有效性。因此，提高公众对胃癌风险因素和早期症状的认识，以及在高风险群体中推广筛查项目，是当前面临的重要挑战。

总之，胃癌的流行病学特点反映了一种复杂的与生活方式、环境因素和遗传倾向相关的疾病模式。通过综合预防策略和早期筛查，我们有希望降低胃癌的发病率和死亡率，提高患者的生存率和生活质量。未来的研究将继续探索胃癌发病的根本原因，以及如何更有效地预防和治疗这种广泛影响人类健康的疾病。

二、潜伏的致癌物：幽门螺杆菌

◎ 什么是幽门螺杆菌

　　如果要总结 20 世纪消化病学领域的重大进展，发现幽门螺杆菌一定是里程碑式的事件。早在 19 世纪，德国的解剖学家就发现胃黏膜中存在螺旋形微生物，但受限于时代认知并没有重视。在随后的时间里，这种微生物就像"幽灵"一样在医学界若隐若现。过去的主流观点认为胃溃疡的病因是精神因素和食物刺激，1981 年澳大利亚病理科医师 Warren 和实习医生 Marshall 在研究胃溃疡病因时发现胃黏膜标本上存在细菌，通过不懈努力终于在次年分离出一种螺旋状的细菌，并提出这种细菌与胃炎和消化性溃疡有关。这里还有一个有趣的实验，当时 Marshall 苦于无法建立动物感染模型，直到有一天他突发奇想，自己喝下了细菌培养液，各种胃病的症状接踵而至，这也成了科学史上的一段逸事。但是 Warren 和 Marshall 两位医生成功了，这种细菌被命名为幽门螺杆菌（*Helicobacter pylori*），并引起了消化病学领域的巨大变革。1994 年，美国 NIH 发表了新的指南，明确了幽门螺杆菌与消化性溃疡的关系，他们也因此获得了 2005 年的诺贝尔生理学或医学奖。

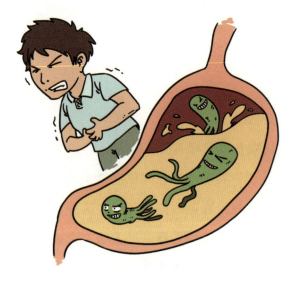

幽门螺杆菌

而这个故事的主角——幽门螺杆菌，就广泛地存在于我们身边，是感染率最高的细菌之一。这种细菌的感染与多数胃部疾病有关，2017 年世界卫生组织将幽门螺杆菌列为 I 类致癌物。幽门螺杆菌如同其名，菌体呈弧形或螺旋形弯曲，带鞭毛且能活动，革兰染色呈阴性，是一种微需氧细菌。幽门螺杆菌入侵人体后在胃黏膜扎根，通过产生尿素酶水解尿素产生氨以抵抗胃酸，从而在人类的胃里生存。幽门螺杆菌感染后会引起一系列症状，包括反酸、胃灼热、上腹部不适、嗳气等，同时释放破坏胃黏膜上皮的毒素因子，诱发急慢性胃炎。幽门螺杆菌在人群中感染率相当高，尤其是发展中国家和地区（甚至超过 50%），因此在体检中要引起重视。现在检验是否感染幽门螺杆菌已经非常方便，碳 –13 呼气试验只需要测试者吹气就能完成，敏感度非常高。

◎ 幽门螺杆菌的感染途径

幽门螺杆菌传播性较强，感染者是主要传染源，目前公认的传播途径为"口 – 口"途径和"粪 – 口"途径。幽门螺杆菌广泛存在于幽门螺杆菌阳性人群的唾液和粪便中，通俗地讲就是与感染者一起进餐、共用餐具水杯传染，或者吃了感染者粪便污染的食物或水源，这些是主要感染途径。所以我们在日常生活中要注意个人卫生，如饭前便后勤洗手、聚餐时提倡分餐制，以及使用公筷、公勺等方式预防幽门螺杆菌感染。

◎ 幽门螺杆菌与胃癌

目前幽门螺杆菌已经被世界卫生组织列为Ⅰ类致癌物，至于其与胃癌的关系，目前学界大多数研究结果支持两者的相关性，尽管不少流行病学者持怀疑态度。幽门螺杆菌引起胃癌的毒力因子包括：①毒力基因岛；②空泡毒素；③部分黏附素；④外膜蛋白。感染幽门螺杆菌可以使胃癌发生率增加2～4倍，不同研究报道的数据可能不一致。而根除幽门螺杆菌，可以使胃癌延迟发生，并降低复发率。幽门螺杆菌感染可以诱发慢性浅表性胃炎，然后进展至慢性萎缩性胃炎（这是胃癌发生的重要起始事件），最终可能进展为胃癌。所以，感染幽门螺杆菌后应该积极根治。

◎ 幽门螺杆菌如何治疗

幽门螺杆菌的治疗方案已经十分成熟，临床常用三联或四联疗法，即质子泵抑制药加两种抗生素或在三联疗法基础上加上胃黏膜保护药，疗程为10～14天。下列人群如果检查为阳性，建议根治性治疗，包括消化性溃疡患者、慢性胃炎伴胃黏膜萎缩糜烂、胃黏膜相关淋巴组织样瘤、慢性胃炎伴消化不良、有胃癌家族史、早期胃肿瘤已经行内镜下切除或手术胃次全切、不明原因贫血、特发性血小板减少性紫癜、淋巴细胞性胃炎、增生性息肉病等。幽门螺杆菌并不可怕，保持健康的饮食习惯，定期体检，早期根治就能远离它的伤害。

三、不良行为方式对胃的影响

◎ 吸烟饮酒，胃肠杀手

在忙碌的生活中，我们经常会寻找一些方式来放松自己，如吸烟和饮酒。然而，你可能不知道，这些看似无害的习惯实际上可能已经成了损害你胃肠道健康的"杀手"。让我们一起来探讨一下吧！

我们先来看看吸烟。你知道吗，吸烟不仅会伤害你的肺部，还会损伤你的胃肠道。吸烟会增加患胃癌和食管癌的风险，而且烟草中的有害化学物质会直接攻击你的胃黏膜，从而导致溃疡和其他胃部问题。

接下来我们来说说饮酒。虽然适量饮酒可能看起来无害，但过量饮酒可不是闹着玩的。酒精会损害你的胃黏膜，导致胃炎和溃疡的发生。此外，酒精会扰乱胃酸和胰岛素的分泌，影响消化系统的正常运作。

那么，我们该怎么做呢？首先，戒烟！戒烟不仅对你的肺部有好处，也是保护你胃肠道的第一步。其次，限制饮酒量，尽量不要过量饮酒。然后，要注意饮食，多吃蔬菜和水果，少吃高脂肪和加工食品。保持规律的生活作息也很重要，定时进餐，避免过度饮食或长时间空腹。最后，定期体检，及时发现并治疗胃肠道问题。

吸烟和饮酒可能是我们生活中的一部分，但请记住，它们也是你胃肠道健康的潜在威胁。通过改变一些不良习惯，你可以维持自己的胃肠道健康，让自己过上更健康、更幸福的生活！

◎ 熬夜伤胃不可取

熬夜与胃癌之间的关系是一个备受关注的话题，虽然目前还没有确凿的证据表明熬夜直接导致胃癌，但研究表明熬夜可能会影响身体的健康，从而增加患胃癌的风险。

任何生物都有生物节律，即生物钟。熬夜会打乱人体的正常生物钟，导致内分泌系统紊乱。内分泌系统紊乱与细胞的生长、代谢、修复等生理过程密切相关，长期熬夜可能会影响人体的这些正常功能，增加患癌症的风险。

在古代，人们大都日出而作，日落而息。研究表明，长期熬夜会削弱免疫系统的功能，降低机体对癌细胞的免疫监视和清除能力，增加患癌症的风险。熬夜会导致身体疲劳和压力增加，增加患其他慢性疾病（如糖尿病、心血管疾病等）的风险，而这些慢性疾病与癌症的发生有一定的关联。通常熬夜的人还可能存在其他不健康的生活方式，如不良饮食习惯、缺乏运动等，这些因素也可能增加患胃癌的风险。

虽然以上因素证明熬夜和胃癌之间可能有一定的关联，但还需要进一步的研究来明确熬夜与胃癌之间的直接关系。总体来说，保持良好的生活习惯、规律作息、均衡饮食、适量运动等是降低患癌症风险的重要措施。

◎ 情绪波动，胃部健康之隐忧

在快节奏的生活压力下，人们的情绪像变幻莫测的天气，时而骄阳似火，时而暴风骤雨。而我们的胃，这个位于身体内部的消化器官，似乎与情绪有着千丝万缕的联系。科学研究显示，不良情绪（如焦虑、抑郁等）会影响人体的内分泌系统和自主神经系统，进而影响胃肠功能，造成胃痛、胃酸过多甚至胃溃疡等问题。

例如，当人处于紧张状态时，体内会分泌更多的压力激素（如皮质醇），这会刺激胃酸分泌，长期下去可能引发胃炎或胃溃疡。另外，消极情绪还可能导致胃肠动力障碍，食物在胃中停留时间过长，不仅影响消化吸收，还可能引发腹胀、恶心等症状。

因此，维护胃部健康，除了合理饮食、规律作息，还需学会管理自己的情绪。简单的放松技巧，如深呼吸、瑜伽或冥想，都能有效缓解压力，减少不良情绪对胃部的影响。同时，保持积极乐观的生活态度，也是预防胃部疾病的一剂良药。

总之，胃是我们情感的"晴雨表"，它的不适往往是内心不良情绪的外在表现。关注胃部健康，就是关爱自己的心理健康。让我们从今天开始，享受健康的生活，用一颗平和的心，迎接每一天的挑战，让胃处于温暖和煦的情绪中。

◎ 久坐伤身还伤胃

在快节奏的现代生活中，越来越多的年轻人的工作方式和休闲娱乐方式都是坐在电脑桌前，随之而来的是各种健康隐患。众所周知，久坐会对腰椎、颈椎等部位造成伤害，大众不知道的是，其实久坐也会对胃部健康产生不良影响。

研究表明，久坐会增加患胃病的风险。这是因为久坐会减慢食物在胃中的消化速度，导致胃酸积聚，从而引发胃炎、胃溃疡等疾病。2010 年，Owen 等通过观察和分析，探讨了久坐对健康的广泛影响。他们发现久坐与多种慢性病包括胃病的风险增加有关。

2017年，一项发表在 *International Journal of Environmental Research and Public Health* 上的研究对超过 100 000 名成年人进行了跟踪调查，结果发现，久坐的人比经常活动的人更容易患上胃溃疡和胃炎。2018年，另一项发表在 *World Journal of Gastroenterology* 上的研究对超过 20 000 名成年人进行了跟踪调查，结果发现，久坐的人比经常活动的人更容易患上胃食管反流病（GERD）。

这些研究结果表明，久坐可能对胃部健康产生不良影响，增加患胃病的风险。因此，为了维护胃部健康，建议定期站立和活动，同时保持健康的饮食习惯和良好的生活习惯。

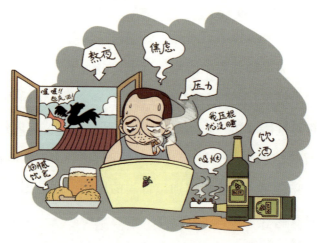

伤胃的不良生活习惯

四、胃癌与家族遗传

◎ 胃癌也会遗传吗

在全球范围内，胃癌是一种常见的恶性肿瘤，其发病率和死亡率均居高不下。许多人在面对这种疾病时，除了关心治疗方法和预防措施外，还想了解胃癌是否具有遗传性。那么，胃癌到底会不会遗传呢？本文将从科学的角度为您解答这个问题。

首先，我们需要了解什么是遗传。遗传是指生物体通过基因将遗传信息传递给后代的过程。基因是生物体内控制遗传特征的分子单位，它们决定了生物体的形态、生理和行为特征。在某些情况下，基因突变可能导致疾病的发生，这些突变可以是自然发生的，也可以是环境因素引起的。

胃癌的发生是一个复杂的过程，涉及多种因素的相互作用，包括遗传、环境和生活方式等。研究表明，遗传因素在胃癌的发生中确实起到一定的作用。约有 10% 的胃癌患者具有家族遗传倾向，这意味着他们的亲属（如父母、兄弟姐妹）中也有胃癌患者。在这些家庭中，胃癌的发病风险相对较高。

然而，遗传因素并非胃癌的唯一诱因。实际上，大多数胃癌患者并无明显的家族遗传史。环境因素和生活方式对胃癌的发生也有很大影响。例如，长期食用腌制 / 熏制食品、高盐饮食、吸烟、饮酒等不良生活习惯都可能增加患胃癌的风险。此外，幽门螺杆菌感染也是胃癌的一个重要危险因素。

那么，如何判断自己是否具有患胃癌的遗传风险呢？如果您的家族中有胃癌患者，特别是一级亲属（如父母、兄弟姐妹），建议您定期进行胃癌筛查，以便及时发现并治疗潜在的问题。此外，保持健康的生活方式，如均衡饮食、戒烟限酒、加强锻炼等，也有助于降低胃癌的发生风险。

总之，胃癌具有一定的遗传倾向，但遗传因素并非唯一诱因。环境因素和生活方式对胃癌的发生也有很大影响。了解自己的遗传风险，并采取积极的预防措施，是降低胃癌发生风险的关键。

◎ 被诅咒的家族——林奇综合征

"虽然现在还是健康的，但我早已知道我会早早死于癌症。""我的家族，肯定是遭受了什么诅咒！""我的祖父在 60 岁的时候死于癌症，他的 10 个孩子中也有 6 人死于癌症。"这是发生在 1895 年一位名叫 Pauline Gross 的年轻裁缝对她的顾客——密歇根大学病理学家 Aldred Scott Warthin 的哭诉。

Warthin 对此十分震惊，但他并不相信有什么诅咒。他和同事仔细研究了 Pauline Gross 的家族死亡记录并做了问卷调查，Pauline Gross 的祖父 1796 年出生于德国，35 岁时移民到了美国，在 60 岁时死于肠癌。他有 5 个儿子和 5 个女儿，其中 4 个儿子和 2 个女儿先后死于不同类别的肿瘤。Warthin 将 Pauline Gross 家族命名为 G 家族，他对这个被他称为"G 家族"的家族进行了几十年的跟踪研究。而 Pauline Gross 这一辈共计 70 人，其中 33 人死于癌症。而且，这个家族的癌症并非随机发生，而是有一定规律：集中在结肠、胃、子宫和卵巢。遗憾的是 Pauline Gross 也没有逃脱患癌的命运。46 岁时，子宫内膜癌夺走了她年轻的生命。"G 家族"是最早的有文献记录的癌症家族，也是世界上最长和最详细的癌症谱系之一。

1913 年，Warthin 已经整理出 29 个癌症易感家庭的谱系。其中的一个家庭，1 名癌症患者的 144 名后代中有 27 人也患有癌症。他找到了几对同卵双胞胎，这些双胞胎在镜像部位患了相同的癌症。他开始相信对癌症的易感性和免疫力都可以遗传，并开始了相关的遗传学研究，而当时孟德尔的遗传学原理并不为大众所熟知。到几十年后，癌症的遗传性才最终被医学界所接受，这要归功于 Henry Lynch（亨利·林奇）医生的研究。

　　Henry Lynch 是一位更具传奇色彩的医生，他 14 岁辍学，伪造了年龄信息后参加了"第二次世界大战"，1946 年退伍后走上拳台成为一名拳手，并赢得 "Hammerin' Hank" 的绰号。1951 年，Lynch 在俄克拉荷马大学获得学士学位，在得克萨斯大学奥斯汀分校获得了人类遗传学博士学位。Lynch 医生在得克萨斯大学安德森癌症中心当住院医师时也发现一个与"G 家族"类似的家族，他把这类疾病命名为"癌症家族综合征"，并将这一疾病作为终身研究的目标。

　　经过不断地积累证据，到了 20 世纪 80 年代"癌症家族综合征"这一概念得到了医学界的认可，Richard Boland 博士才将这一疾病命名为"林奇综合征"，其本人亦具有癌症家族史。他的父亲于 26 岁被诊断出结肠癌，祖父在 27 岁时患上结肠癌并在 46 岁死于直肠癌。他父亲家里的 13 个兄弟姐妹中，有 10 人患有癌症。Richard Boland 博士坦言："我有动力去弄清楚发生了什么。我有一种迫切感，需要尽早做一些有价值的事情，因为我认为我可能不会活过30 岁。"实际上，Richard Boland 博士如今已经到了古稀之年，并仍热衷于遗传性肿瘤领域。

经过几代人的努力，目前已经对林奇综合征有了更深入的了解，这是一种显性遗传病。林奇综合征患者与正常人结婚，子女遗传此病概率为 50%。有 5 个错配修复基因与此病相关。现在已经有了一套成熟的林奇综合征筛查流程，谁可能患林奇综合征？会有什么样的表现呢？

有一套被称为"修订版贝塞斯达指南"的标准，可以用来帮助医生判断谁可能患林奇综合征，以便接受相关检查，并更精准地指导癌症预防和治疗。具体标准如下所示。

- 不到 50 岁就诊断出结直肠癌。

- 患结直肠癌，并且在肿瘤样本检测中发现"错配修复缺陷"（dMMR），或者高水平的"微卫星不稳定性"（MSI-H）。

- 同时患结直肠癌和其他林奇综合征相关癌症（子宫内膜癌、卵巢癌、胃癌、小肠癌、输尿管或肾盂癌、膀胱癌、胆管癌、胰腺癌或皮肤皮脂腺腺瘤），或者在不同的时间分别患结直肠癌和其他林奇综合征相关癌症。

● 1 个或 1 个以上一级亲属（包括父母、兄弟姐妹和子女）患结直肠癌，同时也患有或曾经患有其他林奇综合征相关癌症（同上），并且至少有 1 个在 50 岁之前发病。

● 2 个或 2 个以上一级或二级亲属（包括姑姑、叔叔、祖父母、孙子、侄子和侄女）患有结直肠癌，同时也患有其他林奇综合征相关癌症（同上）。

符合以上 5 项标准中的任何一项，都意味着属于林奇综合征的可能性很高，需要做进一步检查以确诊。

现在像"G 家族"这样的家族不必再如百年前一样，笼罩在癌症阴云之下。100 多年后的今天，Pauline Gross 的亲属有了一个更佳的临床选择：基因检测。通过一个简单的血液测试，他们可以窥探自己的 DNA，在仍然非常健康的情况下了解自己是否携带一种困扰了他们家族几十年，使他们处于严重患癌风险的遗传突变基因。

◎ 血型与胃癌有关吗

血型与胃癌之间存在一定的关联，尽管这种关系并不完全清楚。以下是一些关于血型与胃癌关系的重要信息。

① 研究发现

一些研究已经发现了不同血型与胃癌之间的关联。例如，一些研究表明，A 型血的人似乎比其他血型的人更容易患胃癌，这个比例为 20%～30%。而 O 型血的人则似乎具有较低的胃癌风险。然而，研究结果并不一致，有些研究并未发现血型与胃癌之间的显著关联。

② 可能的生物学解释

背后的生物学机制尚不清楚，但一些研究提出了一些假设。例如，A 型血的人可能在胃黏膜上表达一些特定的分子，这些分子可能与癌症相关的生物学过程有关。另外，O 型血的人可能具有某种保护性因素，使他们患胃癌的风险较低。

③ 其他因素的影响

需要注意的是，血型与胃癌之间的关系可能受到其他因素的影响。例如，饮食、遗传、环境因素等都可能影响胃癌的发生风险，这些因素可能与血型之间存在复杂的交互作用。

④ 需进一步研究

尽管已经有一些研究探讨了血型与胃癌之间的关系，但仍需要更多的研究来确认这种关系，并进一步理解背后的生物学机制。

综上所述，血型与胃癌之间可能存在一定的关联，但这种关系并不完全清楚，并且受到多种因素的影响。未来的研究需要进一步探索血型与胃癌之间的关系，并深入理解这种关联的生物学基础。

五、胃癌的三级预防

◎ 一级预防策略

即通过病因学预防及不良生活方式干预以降低发病率。对各类危险因素和重点人群，开展健康宣讲、改进不良饮食习惯和方式，对胃癌前疾病与病变进行干预，根除幽门螺杆菌是降低胃癌发病率最有效的一级预防策略。

◎ 二级预防策略

即通过有效筛查、早期发现以降低病死率。目前认为，采用血清胃蛋白酶原、胃泌素 –17、幽门螺杆菌 –IgG 等初筛及新型筛查评分系统，继而有目的地进行内镜下精查是较为可行的筛查策略。重点筛查罹患癌前疾病与癌前病变的高危人群。

◎ 三级预防策略

即通过规范化治疗与康复管理以降低复发率，提高生活质量及生存率。对中、晚期胃癌加强整合治疗，晚期患者要减轻痛苦，提高生活质量。治疗后应定期随访观察，监测转移复发，采取各种措施促进康复，提高生存率。

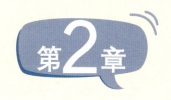

胃癌的筛查：

预警症状与早筛手段

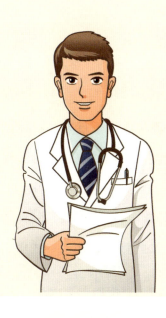

一、胃癌的预警症状有哪些

◎ 消瘦或体重减轻

胃癌患者常伴有体重下降的症状。由于肿瘤消耗人体营养，以及患者食欲减退、进食量减少等原因，导致体重不断下降。如果无明显原因出现体重下降，应引起重视并及时就医。

◎ 低热

低热和胃癌之间没有直接的因果关系。低热是指体温略高于正常范围，但不到38℃的症状。而胃癌是一种恶性肿瘤，通常起源于胃黏膜的细胞。然而，在某些情况下，低热可能是胃癌的症状之一。例如，当胃癌扩散到其他部位时，如肝脏或肺部，可能会导致低热。此外，一些胃癌患者可能会因为身体免疫力下降而容易感染细菌或病毒，从而引起低热。需要注意的是，低热并不一定意味着患有胃癌或其他疾病。许多其他因素也可能导致低热，如感染、炎症、药物反应等。如果您有持续的低热症状，建议咨询医生进行进一步检查和诊断。

◎ 进食后不适

胃癌早期最常见的症状之一是上腹部不适或疼痛。这种疼痛通常表现为隐痛或胀痛，与进食有关，且持续时间较长。如果疼痛逐渐加重，可能提示病情进展。值得注意的是，上腹部不适或疼痛也可能是其他消化系统疾病（如胃溃疡、胃炎等）的表现，因此需要结合其他症状进行综合判断。消化不良也是胃癌的另一个常见症状。患者可能出现食欲减退、饱胀感、嗳气、恶心、呕吐等症状。这些症状通常与进食有关，且持续时间较长。如果消化不良的症状持续存在，建议及时就医检查。

◎ 黑粪与呕血

胃癌患者可能出现呕血或黑粪的症状。这是由于肿瘤破坏了胃壁血管，导致的出血。呕血通常呈鲜红色或咖啡色，而黑粪则是由于血液经过肠道后变黑所致。如果出现这些症状，应立即就医诊治。

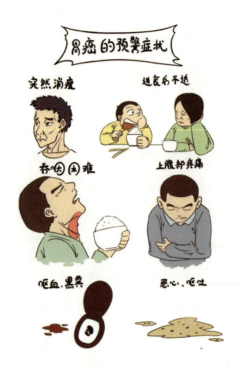

二、什么是胃癌筛查

◎ 主动型筛查

主动型筛查（active screening）是指由医疗保健机构或政府部门主动向人群提供某种特定疾病的筛查服务，以早期发现并治疗疾病，从而提高疾病治愈率和患者生存率。

主动型筛查通常针对一些常见疾病，如胃癌、乳腺癌、宫颈癌、结直肠癌等。这些疾病早期症状不明显，往往在晚期才被发现，因此主动型筛查可以帮助人们及时发现疾病并进行治疗。

主动型筛查需要对人群进行特定的检查和测试，如乳腺 X 线摄影、宫颈细胞学检查、结肠镜检查等。这些检查和测试可能会有一定的费用和风险，但是与治疗疾病的费用和风险相比，主动型筛查的成本要低得多，而且可以有效地预防和治疗疾病。

全面说
胃癌

总之，主动型筛查是一种有效的公共卫生措施，可以帮助人们早期发现和治疗常见疾病，提高生存率和生活质量。

◎ 被动型筛查

被动型筛查（passive screening）是指在医疗保健机构或政府部门没有主动提供特定疾病的筛查服务时，由个人自愿进行相关检查和测试来发现疾病。

与主动型筛查不同，被动型筛查需要个人自己主动寻求检查和测试，因此其实施成本较低。但是，由于个人缺乏相关知识和意识，被动型筛查的覆盖率通常较低。此外，被动型筛查也可能存在一些风险和不准确性，因为个人可能无法正确理解和评估自己的健康状况。

被动型筛查通常适用于一些常见疾病，如高血压、糖尿病、高血脂等。这些疾病早期症状不明显，但如果不及时发现和治疗，可能会导致严重的并发症。因此，建议人们定期进行健康体检，包括血压、血糖、血脂等指标的检测，以及相关器官的检查。

总之，被动型筛查是一种个人自主的健康行为，可以帮助人们及早发现和治疗疾病。但是，由于其覆盖率较低，建议政府和医疗保健机构加强对公众的健康教育和宣传，提高人们对健康的认识和重视程度。

◎ 哪些人群需要进行胃癌筛查

当家族中有胃癌病史的人，特别是一级亲属（如父母、兄弟姐妹）患有胃癌时，个体的遗传风险可能会明显增加。这是因为胃癌可能受到遗传因素的影响，家族中存在胃癌病例会使个体患病的风险升高。因此，如果存在这样的家族史，个体应该特别关注自己的胃部健康，并根据医生的建议定期进行胃癌筛查。

年龄是患胃癌的一个重要风险因素。随着年龄的增长，细胞修复和免疫功能可能会下降，从而增加了患癌症的风险。虽然胃癌在年轻人中也可能发生，但通常更常见于年龄较大的人群。因此，年龄较大者应该定期接受胃癌筛查，以便早期发现异常情况并及时处理。

幽门螺杆菌是一种在胃内引起感染的细菌，被认为是慢性胃炎、胃溃疡及胃癌发生的主要因素之一。感染幽门螺杆菌的人群应该定期接受胃癌筛查，以便及时发现任何可能的癌前病变或早期胃癌。

胃息肉是胃黏膜上凸出的肿块，虽然大多数息肉是良性的，但有些息肉可能发展成为胃癌。特别是具有一定大小或异型增生的息肉，患者需要更密切地监测并定期进行胃癌筛查，以便在发现异常时采取适当的治疗措施。

患有慢性胃炎或胃溃疡的人群，尤其是伴有幽门螺杆菌感染的，更容易发展成为胃癌。慢性胃炎和胃溃疡是胃黏膜的炎症性疾病，长期存在可能会导致胃癌的发生。因此，这些患者应该定期接受胃癌筛查，以便及时发现和治疗任何癌前病变或早期胃癌。

对以上这些情况，早期检测和治疗可以显著提高患者治愈率和生存率。因此，对于这些高风险人群，定期的胃癌筛查是非常重要的，有助于早期发现胃癌或癌前病变，从而提供更有效的治疗机会。

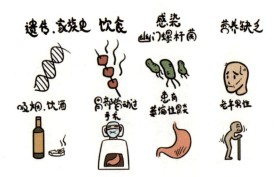

三、如何进行胃癌筛查

◎ 胃镜检查及注意事项

胃镜是一种医学检查方法，用来检查食管、胃、十二指肠等上消化道器官的病变，主要是看胃黏膜的状态有无炎症、溃疡，是否长有息肉或肿瘤。胃镜借助一条纤细、柔软的管子伸入胃中，可以直接观察食管、胃和十二指肠的病变，尤其对微小病变的观察更具优势。胃镜检查能直接观察到被检查部位的真实情况，更可通过对可疑病变部位进行病理活检及细胞学检查，以进一步明确诊断。

胃镜检查前的注意事项主要有禁食禁水、遵医嘱合理用药、取下义齿、禁止吸烟、医生评估等。

1 禁食禁水

做胃镜检查的患者一般至少需要禁食禁水 6 小时，在检查前一天尽量选择清淡的晚餐，少吃肉类、蛋类和含纤维素多的难消化的食物，禁止吃刺激性食物。这样保证胃排空，达到最好的检查效果。如果是胃潴留的患者，则根据病情的轻重采用不同的禁食时间。检查后，由于咽部麻醉作用未消失，仍需禁食禁水 2 小时。

2 遵医嘱合理用药

长期口服阿司匹林、氯吡格雷、华法林等抗血小板聚集、抗凝药物的患者，需与相关科室医生充分沟通，在胃镜检查前停药 3～7 天，以防发生消化道出血。高血压患者检查当日早晨可用一小口水送服降压药物，防止检查过程中因血压过高发生不良反应。糖尿病患者检查当日早晨应暂停降糖药或胰岛素。

3 取下义齿

戴有义齿或牙套的患者需要提前取下，特别是活动的单颗或两颗的义齿，避免操作过程中掉落引起危险。

④ 吸烟人群

吸烟的患者，检查前一天还需戒烟，以免检查时因咳嗽影响操作。

⑤ 检查前及检查后

检查前需完善血常规、肝功能、凝血功能等检查。检查后若出现严重的腹痛和黑粪等情况，需及时去医院就诊。

⑥ 老人

上了年纪的人还需要完善胸部 X 线片、心电图、超声心动图等检查，以判断患者是否能够耐受内镜检查。

⑦ 医生评估

医生会询问患者有无药物过敏史等，对麻醉药过敏的不能做无痛胃镜检查。有心脏病的患者或年龄超过 60 岁的老年人做消化内镜检查要做心电图检查，心电图异常则暂缓胃镜和肠镜检查。

进行无痛胃镜检查的患者，检查后当日禁止开车和进行高空作业

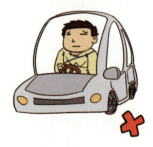

避免剧烈运动

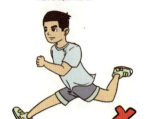

洗澡采用淋浴方式

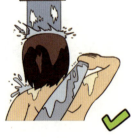

遵医嘱，避免吃刺激性食物，禁止饮酒和咖啡，禁止吸烟

胃镜筛查前的注意事项

◎ 肿瘤标志物

① 癌胚抗原（CEA）

CEA 作为一种广谱的肿瘤标志物，与消化道恶性肿瘤，如结直肠癌、胰腺癌、胃癌、食管癌、胆囊癌等发病密切相关，也与肺癌、乳腺癌、甲状腺髓样癌等消化道外恶性肿瘤发病存在密切关系。在胃癌患者中，CEA 升高通常提

示肿瘤已经进展到中晚期。术后定期检测 CEA 可以帮助判断预后、预测复发及转移。但是在所有胃癌患者中，仅有一定比例的胃癌晚期患者会出现 CEA 水平升高的情况。

② CA19-9

在胰腺癌、肺癌、结肠癌、胃癌等癌症中表达，其中以胰腺癌、胃癌、胆管癌的灵敏度较高。CA19-9 是对胰腺癌灵敏度最高的标志物。胃癌的 CA19-9 阳性率为 25%～60%，且与肿瘤分期有关，而且，CA19-9 对于诊断恶性肿瘤的特异度和灵敏度均较低，这一特点决定了其难以应用于恶性肿瘤的筛查和早期诊断。CA19-9 与 CEA 联合检测可以提高对胃癌筛选普查的灵敏度和特异度。

③ 其余肿瘤标志物

如 CA72-4、甲胎蛋白（AFP）和 CA125 也被广泛用于胃癌的诊断。尽管与 CEA 相比，CA72-4 通常具有更高的灵敏度和特异度，但关于 CA72-4 的预测性筛查或早期检测的研究很少。AFP 阳性胃癌具有分期高、易发生肝转移的特点。与 AFP 阴性组相比，AFP 阳性组中产生 AFP 的胃癌也显示出侵袭性增殖和新生血管形成增强的特征。CA125 水平与胃癌腹膜扩散显著相关，在进行根治性手术的患者中，CA125 阳性可作为腹膜扩散的预测因子。

近年来，国内外研究者在表观遗传学改变方面发现早期肿瘤检测的新型分子生物标志，这些标志物不仅能够用来评估肿瘤的风险，还可以预测疾病的走向以及治疗的效果，并且在灵敏度和特异度方面超越了传统的肿瘤标志物。最引人注目的有三个方面：DNA 甲基化的变化异常、组蛋白的修饰变异，以及非编码 RNA 表达的紊乱。特别是非编码 RNA 的异常表达，已经成了研究的热点。这些非编码 RNA 主要包括长链非编码 RNA（lncRNA）和微小 RNA（miRNA），它们在肿瘤的发生发展中扮演着关键的角色。这些突破性的发现，让科学家们在肿瘤检测与治疗方面，看到了新的希望和方向。随着研究的深入，未来我们有望拥有更为精准的早期诊断工具，以及更为个性化的治疗方案。

◎ 胃功能三项

胃功能三项检查是抽血化验胃泌素 -17、胃蛋白酶原Ⅰ、胃蛋白酶原Ⅱ，可以提示胃黏膜萎缩或炎症，用于胃癌高危人群筛查。

① 胃泌素 –17

胃泌素 –17 主要是胃窦萎缩性胃炎的标志物，胃体萎缩性胃炎时，胃体细胞萎缩，泌酸腺减少，酸少，负反馈地刺激胃泌素 –17 水平升高。胃窦萎缩性胃炎，G 细胞的数量减少，导致胃泌素 –17 水平降低，早期胃癌患者胃泌素 –17 水平呈异常升高或降低。

② 胃蛋白酶原 I

胃蛋白酶原 I 主要是胃体萎缩性胃炎的标志物，在炎症时会升高，在萎缩性胃炎、癌前病变或胃癌时会明显下降，与胃体萎缩性胃炎呈负相关。

③ 胃蛋白酶原 II

胃蛋白酶原 II 主要是胃炎的标志物，与胃炎呈正相关，升高后维持较高水平，在萎缩性胃炎、癌前病变或胃癌时下降不明显。

此外，胃功能三项还包括胃蛋白酶原 I 与胃蛋白酶原 II 的比值（PGR），比值过低提示萎缩性胃炎或胃癌，需进行胃镜检查及病理活检明确诊断。

◎ 你应该了解的检查：CT、PET-CT、 MRI与超声

1 CT

CT 检查应为首选临床分期手段，我国多层螺旋 CT 广泛普及，特别推荐胸腹盆腔联合大范围扫描。在无 CT 增强对比剂禁忌情况下均采用增强扫描，常规采用 1mm 左右层厚连续扫描，并推荐使用多平面重建图像，有助于判断肿瘤部位、肿瘤与周围脏器（如肝脏、胰腺、膈肌、结肠等）或血管关系及区分肿瘤与局部淋巴结，提高分期准确率。为更好地显示病变，推荐口服阴性对比剂（一般扫描前口服 500～800ml 水）使胃腔充分充盈、胃壁扩张，常规采用仰卧位扫描，对于肿瘤位于胃体下部和胃窦部，可以依检查目的和患者配合情况采用特殊体位（如俯卧位、侧卧位等），建议采用多期增强扫描。CT 对进展期胃癌的灵敏度为 65%～90%，早期胃癌约为 50%，T 分期特异度为 70%～90%，N 分期为 40%～70%。因而不推荐使用 CT 作为胃癌初诊的首选诊断方法，但在胃癌分期诊断中推荐为首选影像方法。

❷ PET-CT

正电子发射计算机体层成像（positron emission tomography-computed tomography，PET-CT）可辅助胃癌分期，但不做常规推荐。如 CT 怀疑有远处转移可应用 PET-CT 评估患者全身情况，另外，研究显示 PET-CT 对于放化疗或靶向治疗的疗效评价也有一定价值，但亦不作常规推荐。在部分胃癌组织学类型中，肿瘤和正常组织的代谢之间呈负相关联系，如黏液腺癌、印戒细胞癌、低分化腺癌通常是 ^{18}F-FDG 低摄取的，故此类患者应慎重应用。

❸ MRI

推荐对 CT 对比剂过敏者或其他影像学检查怀疑转移者使用。MRI 有助于判断腹膜转移状态，可酌情使用。增强 MRI 是胃癌肝转移的首选或重要补充检查，特别是注射肝特异性对比剂更有助于诊断和确定转移病灶数目、部位。腹部 MRI 检查对了解胃癌的远处转移情况与增强 CT 的准确度基本一致，对胃癌 N 分期的准确度及诊断淋巴结侵犯的灵敏度较 CT 在不断提高。MRI 具有良好的软组织对比，随着技术的进步，对于进展期食管胃结合部癌，CT 平扫不能明确诊断，或者肿瘤导致内镜超声（endoscopic ultrasonography，EUS）检查无法完成时，推荐依据所在中心实力酌情尝试 MRI。

④ 超声

超声（ultrasonography，US）检查因简便易行、灵活直观、无创无辐射等特点，可作为胃癌患者的常规影像学检查。充盈胃腔之后常规超声可显示病变部位胃壁层次结构，判断浸润深度，是对胃癌 T 分期的有益补充；彩色多普勒血流成像可以观察病灶内血供；超声双重造影可在观察病灶形态特征的基础上观察病灶及周围组织的微循环灌注特点；此外，超声检查可发现腹盆腔重要器官及淋巴结有无转移，颈部、锁骨上淋巴结有无转移；超声引导下肝脏、淋巴结穿刺活检有助于肿瘤的诊断及分期。

四、胃的癌前病变

◎ 什么是癌前病变

癌前病变是恶性肿瘤发生前的一个特殊阶段，人体某些器官的一些良性病变容易出现细胞异常增生，具有恶性变化倾向，这些异常增生具有癌变倾向的病变称为癌前病变。

◎ 胃癌癌前病变有哪些

① 萎缩性胃炎

胃癌发生率与萎缩性胃炎病史的长短及病变的严重程度有关，国内胃癌高发区萎缩性胃炎发生率远较低发区高，胃癌伴有萎缩性胃炎者发生率为 52%～97%。由于萎缩性胃炎时，胃黏膜功能和结构异常，胃液 pH 升高，胃内细菌量增加，特别是在硝酸盐还原酶阳性细菌存在的情况下，NO_3^- 可被还原为 NO_2^- 可合成致癌的亚硝基化合物。而并存的肠化或不典型增生也促进癌变。这里需要强调的是，慢性胃炎并不属于胃癌前病变，慢性萎缩性胃炎才是。

❷ 胃黏膜肠上皮化生

胃黏膜肠上皮化生是指胃黏膜上皮被肠型上皮替代，此种肠化上皮具有胃黏膜所缺乏的吸收能力，与正常空肠上皮相似，能吸收脂类，有很多致癌物质（如黄曲霉素、苯并芘及其他多环芳香碳氢化合物等）均具有脂溶性，从而被吸收。但由于肠化上皮的酶系统不够完善，虽被吸收但不能迅速运走，在胃内停留时间长，而且胃黏膜解毒功能比近端小肠差，过量的致癌物质停滞在胃局部而致癌。

❸ 腺瘤性息肉

胃息肉患者通常无明显临床表现，一般在行上消化道内镜检查时偶然发现。胃息肉是一组异质性病变，一般可分为腺瘤性息肉、增生性息肉和胃底腺息肉等。胃底腺息肉和增生性息肉大约占所有胃息肉的 90%，腺瘤性息肉占 6%～10%。腺瘤性息肉也称胃腺瘤，是胃癌癌前病变的一种，通常发生于萎缩的胃黏膜，也可独立发病，我国文献报道的腺瘤性息肉的恶变概率大约为 20.8%。此外，腺瘤性息肉还可见于家族性息肉病综合征患者，但相对少见。腺瘤性息肉好发于胃窦，少部分见于贲门和胃体。

④ 异型增生

世界卫生组织将胃异型增生定义为"有明确的上皮肿瘤性改变，但不伴有间质浸润的证据"。异型增生分为低级别异型增生和高级别异型增生。2016 年的一项基于人群的大样本研究显示，相较于低级别异型增生，高级别异型增生患者患癌风险可显著升高。异型增生通常在慢性萎缩性胃炎或肠上皮化生的基础之上发病，且与幽门螺杆菌感染呈强相关。

◎ 癌前病变是否等于癌

癌前病变并不是癌，且绝大多数的癌前病变并不会演变成癌，只是部分可能会演变成癌症。例如，胃癌的癌前病变是胃息肉、慢性萎缩性胃炎、肠化生等。从癌前病变到癌的发展过程中，可能需要数年乃至数十年的进展，在这个过程中如果早期发现、早期干预，就能有效逆转癌前病变到癌的发展过程。

◎ 发现癌前病变如何处理

1 幽门螺杆菌治疗

根除幽门螺杆菌可显著改善幽门螺杆菌胃炎患者胃黏膜炎症，延缓或阻止胃黏膜萎缩、肠上皮化生的发生和发展，在部分患者可能逆转萎缩，甚至可能逆转肠上皮化生，降低胃癌发生风险。幽门螺杆菌根除后胃增生性息肉可以缩小或消失，根除幽门螺杆菌是胃增生性息肉的优选治疗。幽门螺杆菌阳性的早期胃癌患者行内镜黏膜下剥离术后仍有发生异时性胃癌的风险，应尽早接受幽门螺杆菌根除治疗。

2 内镜治疗

内镜下切除技术包括内镜下黏膜切除术和内镜黏膜下剥离术，并已在我国得到了广泛应用。根据《中国整合胃癌前病变临床管理指南》，高级别异型增生及部分有可见病变的低级别异型增生需进行内镜治疗。

3 外科手术治疗

对于内镜下无法处理的癌前病变（如病变广泛、巨大息肉样病变及内镜下治疗后易出现狭窄等情况）可考虑外科手术，手术优选腹腔镜下胃癌根治术。此外，外科手术常用于内镜下治疗后严重并发症的处理。

④ 随访监测

　　针对轻度的慢性萎缩性胃炎或肠化患者，癌变风险相对较低，推荐每 3 年进行 1 次胃镜筛查，若年龄＞45 岁，或者合并胃癌家族史的患者，则建议每 1～2 年复查胃镜。对于重度患者，肿瘤发生风险显著增加，建议每 1～2 年定期复查胃镜，合并胃癌家族史者需密切监测。在发现并切除腺瘤性胃息肉后 1 年，也应进行胃镜监测，评估原切除部位有无复发，同时检查有无新发或之前遗漏的息肉。在胃镜检查的同时，注意幽门螺杆菌感染监测。

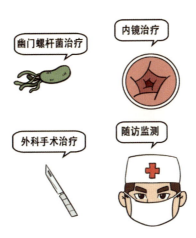

胃癌癌前病变处理方式

胃癌癌前病变虽不是癌症，但是作为疾病类型，还是需要及时地进行治疗，以降低其癌变的可能。如发现与治疗不及时，则有发展成胃癌的可能，因此要多加注意。当胃部出现不适，需要及时就医，并定期进行胃部检查，密切关注癌前病变的状态，防止癌症发生。

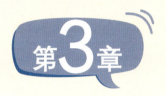

第3章

胃癌的诊断：

精准分型来保障

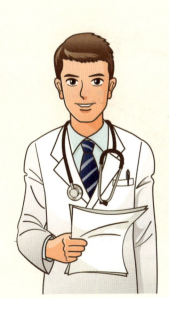

一、病理是胃癌诊断的金标准

◎ 取得病理的方法

　　胃镜活检、腹腔镜活检、腹水细胞学检测及肿瘤完整切除检测。

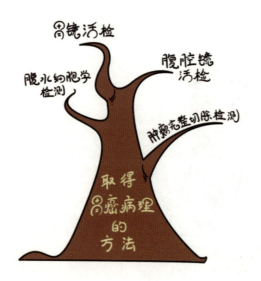

◎ 胃癌的病理类型

腺癌约占胃癌的 95%，通常所指的胃癌即为胃腺癌。胃腺癌的分类目前采用最多的是 WHO 分类。

① 管状腺癌

管状腺癌存在显著扩张或裂隙样和分支状的导管，管腔大小各异，也可存在腺泡状结构。

② 乳头状腺癌

乳头状腺癌具有伸长的指状突起，突起表面覆盖圆柱状或立方上皮，轴心为纤维血管结缔组织。

③ 黏液腺癌

50% 以上的黏液腺癌含有细胞外黏液池，可有两种主要生长方式，一种是腺体由柱状黏液分泌上皮细胞组成，间质腔隙中存在黏液；另一种是细胞呈链状或串状散在漂浮于黏液湖内。

④ 印戒细胞癌

印戒细胞癌超过 50% 的细胞由孤立的或呈小团的、包含有细胞内黏液的恶性细胞组成。其他类型较少见，包括平滑肌肉瘤、鳞癌、腺鳞癌、类癌等。

◎ 病理的诊断的"好伙伴"：免疫组化

免疫组化是运用免疫学基本原理——抗原抗体反应，即抗原与抗体特异性结合的原理，通过化学反应使标记抗体的显色剂（荧光素、酶、金属离子、同位素）显色来确定组织细胞内抗原（多肽和蛋白质），对其进行定位、定性及相对定量的研究，称为免疫组织化学技术或免疫细胞化学技术。免疫组化是胃癌病理检查非常重要的一个项目，主要包括 HER-2、MSI、PD-L1、Ki-67 等。做这些检查的目的，主要是诊断后进行相应的个体化治疗。

① HER-2

HER-2 检测如果是阳性，就可以用赫赛汀这个靶向药物进行治疗。

② MSI

如果 MSI-high，也就是微卫星不稳定性的情况，可能提示免疫抑制药治疗效果较好。

❸ PD-L1

另外还有一项检查，就是 PD-L1 的表达，PD-L1 的表达也与治疗相关。如果是 PD-L1 高表达，免疫抑制药治疗效果往往较好。然而，目前临床上免疫抑制药并不局限于 PD-L1 高表达者。

❹ EBV

EBV 的检测如果是阳性，也与免疫治疗相关。

二、胃癌的分期

◎ TNM分期的定义

T分期指的是胃癌局部浸润深度的分期，胃可以分为黏膜层、黏膜下层、肌层、浆膜层等。N分期指的是淋巴结转移的程度，胃癌最常见的转移方式就是淋巴结转移。M分期指的是远处脏器转移的情况，胃癌有4种转移途径，除淋巴结转移外，还包括血行转移、直接播散、腹腔种植转移，其中血行转移最容易侵犯的脏器是肝脏。

◎ TNM分期的意义

通过评估胃癌的TNM分期，可以判断胃癌的严重程度和进展程度，为制订胃癌的治疗策略提供依据。肿瘤分期

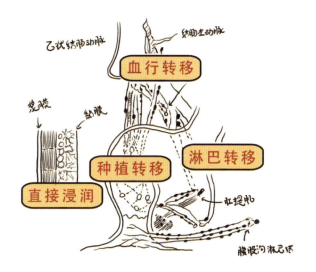

胃癌的转移途径

是也是一种标准化的语言，便于医生与医生之间有共同的
科学的评估体系，也便于医患沟通，分期的作用和意义主
要如下所示。

① 判断患者预后（治愈的机会和存活时间）

　　总体上讲，处于同一种分期期别里的患者，其大致的
自然生存期是比较一致的（当然也和患者的总体健康水平
有关）。患者的分期越高，生存时间相对越短。从 I 期到
Ⅳ期，患者存活的时间越来越短。

② 了解治疗方式的疗效和成果

只有处于同样癌症种类和分期的患者，才能比较迄今为止都有哪些治疗方式可以选择，各自的疗效如何，才能对患者以后的治疗给出有根据且最好的治疗建议。

③ 对治疗的效果进行预测

确定分期，选择适合的特定的治疗方式，就可预判治疗的效果，如有效率是多少，平均的存活时间是多长，还可预估治疗的副作用都有哪些。

④ 选择合适的治疗方法

不同的分期对应着不同的治疗方式或组合的治疗方式，只有明确了分期，才能在多种治疗方式中确定合适的治疗方式和策略。

◎ 临床分期与病理分期

胃癌的分期在临床上大致可以分为临床分期及病理分期，临床分期依赖于胃镜、CT 等检查，病理分期则依赖病理切片。早期胃癌病变存在于黏膜或黏膜下层，没有淋巴结的转移。进展期胃癌指癌组织侵达固有肌层或更深者，无论是否有淋巴结转移。早期胃癌且无淋巴结转移证据，可根据肿瘤的侵犯深度，考虑内镜下治疗或手术治疗，且术后无须辅助放疗或化疗。局部进展期胃癌或伴有淋巴结转移的早期胃癌，应当采取以手术为主的综合治疗。根据肿瘤侵犯深度及是否伴有淋巴结转移，可考虑直接行根治性手术或术前先行新辅助化疗，再考虑根治性手术。成功实施根治性手术的局部进展期胃癌，需根据术后病理分期决定辅助治疗方案（必要时考虑辅助化疗和放疗）。所谓病理分期就是将胃肿瘤切除以后，根据原发肿瘤侵犯的胃壁深度及是否出现淋巴结转移和远处转移，进行病理的 TNM 分期。临床医生根据 TNM 分期可以决定患者是否需要行化疗及其他相应的治疗。

三、胃癌的基因检测

◎ 胃癌基因检测的意义

胃癌基因检测对于胃癌的预防、诊断和治疗具有重要意义。首先，胃癌基因检测有助于评估个体的胃癌风险。通过检测特定基因的变异，可以预测个体是否携带与胃癌相关的高风险基因，从而提前采取预防措施，如加强生活方式的调整、定期进行胃镜检查等。

其次，胃癌基因检测可以为胃癌的早期诊断提供依据。某些基因变异与胃癌的发生密切相关，通过检测这些基因变异，可以辅助医生对疑似胃癌患者进行早期诊断，提高诊断的准确度和灵敏度。

此外，胃癌基因检测还有助于指导胃癌的个性化治疗。不同患者的胃癌可能具有不同的基因特征，通过基因检测可以了解患者的基因变异情况，为制订个性化的治疗方案提供重要参考。

　　某些基因变异可能影响胃癌患者对化疗药物的敏感性，从而指导医生选择合适的药物和剂量。例如，*TP53* 基因是一种肿瘤抑制基因，对于维持细胞稳定性和防止癌变至关重要。在胃癌中，*TP53* 基因的突变可能导致细胞凋亡和 DNA 修复能力下降，增加胃癌的风险。通过检测 *TP53* 基因的突变，医生可以更准确地评估患者的胃癌风险，并为后续治疗提供指导。

　　KRAS 基因突变在胃癌患者中较为常见，这种突变可能导致 RAS/MAPK 信号通路异常激活，促进肿瘤细胞增殖和侵袭。因此，*KRAS* 基因的检测对于胃癌的诊断和预后评估具有重要意义。

　　HER2 基因（也称为 *ERBB2* 基因）与胃癌的发生和发展密切相关。*HER2* 基因的过表达或突变可能导致胃癌细胞的恶性增殖和侵袭性增强。通过检测 *HER2* 基因的状态，医生可以确定患者是否适合接受针对 *HER2* 基因的靶向治疗，如使用曲妥珠单抗等药物。

　　CDH1 基因编码的 E- 钙黏蛋白是维持细胞间膜稳定性的重要分子。*CDH1* 基因的突变可能导致细胞间连接破坏，增加胃癌的风险。通过检测 *CDH1* 基因的突变，医生可以评估患者的胃癌风险，并为预防和治疗提供指导。

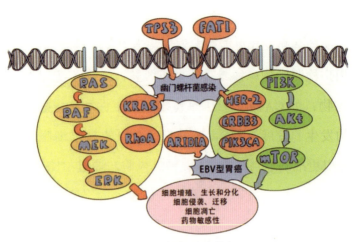

常见的胃癌基因突变位点

总之，胃癌基因检测对于胃癌的预防、早期诊断和个性化治疗具有重要意义。通过基因检测，可以更好地了解胃癌的发病机制和个体差异，为胃癌的防控和治疗提供有力支持。

◎ 分子病理诊断方法

胃癌的分子病理诊断方法在临床实践中发挥着重要作用，它们通过深入探索胃癌的分子机制，为疾病的诊断、预后评估和治疗策略制订提供了重要的参考信息。以下是几种临床常用的胃癌分子病理诊断方法。

① 免疫组织化学检测

这种方法利用特异性抗体与组织样本中的蛋白质相互作用，检测肿瘤标志物的存在及其表达水平。常见的肿瘤标志物，如 CA19-9、CEA 和 HER2 等，它们的表达与胃癌的发生、发展及预后密切相关。通过免疫组化检测，医生可以更准确地判断肿瘤的性质和恶性程度。

② 分子遗传学检测

这种方法通过分析胃癌组织中的 DNA 或 RNA，检测与胃癌发生、发展相关的基因变异。例如，对 *KRAS*、*PIK3CA* 等基因的突变检测，有助于评估胃癌患者对特定治疗药物的灵敏度，从而指导个性化治疗方案的制订。

③ 甲基化检测

甲基化是一种重要的表观遗传学修饰，与胃癌的发生和发展密切相关。甲基化检测通过对胃癌组织中的 DNA 甲基化状态进行分析，可以评估胃癌的恶性程度和预后，为临床决策提供重要依据。

综上所述，这些分子病理诊断方法在胃癌的临床诊断和治疗中发挥着重要作用。它们不仅提高了胃癌的诊断准确度，还为个性化治疗方案的制订提供了重要参考。随着技术的不断进步，未来这些方法将在胃癌的诊疗中发挥更大的作用。

◎ 分子病理诊断的标本

分子病理诊断的标本是疾病诊断中不可或缺的部分，对于胃癌而言，合适的标本能够提供关键信息，帮助医生更精准地了解病情，制订治疗策略。以下是几种常见的胃癌分子病理诊断标本。

① 组织标本

通常通过胃镜活检或手术切除获取，它们是最直接反映肿瘤特征的标本。这些组织样本可用于检测基因变异、蛋白质表达和甲基化状态等，为胃癌的分子分型、预后评估和治疗选择提供重要依据。

② 细胞学标本

此外，通过细针穿刺或胸腹水等体液中获取的细胞样本，也可以作为分子病理诊断的标本。这些细胞学标本虽然数量相对较少，但同样能够反映肿瘤的一些分子特征，尤其在某些情况下，如患者无法耐受手术或组织样本难以获取时，细胞学标本显得尤为重要。

③ 体液标本

如血液、胃液和腹水等，它们含有与胃癌相关的生物标志物，如循环肿瘤细胞、游离 DNA 和蛋白质等。通过检测这些体液中的分子变化，可以间接了解肿瘤的状况，有助于胃癌的早期筛查、病情监测和预后评估。

在选择标本时，医生需要根据患者的具体情况和诊断需求进行权衡。同时，确保标本的采集、保存和运输过程符合规范，以保证标本的质量和诊断结果的准确性。通过合理利用这些标本，分子病理诊断能够为胃癌的诊断和治疗提供有力支持。

◎ 基因检测报告，如何解读

解读胃癌基因检测报告是理解患者基因状况与胃癌风险之间联系的重要环节。以下是一些解读此类报告的关键步骤和考虑因素。

① 概览报告内容

浏览整个报告，了解报告的基本框架和主要信息。这包括检测的目的、检测的方法、样本信息及检测结果等。

② 聚焦关键基因变异

胃癌基因检测报告往往会涉及多个基因及其变异情况。重点关注与胃癌发病、进展和治疗反应密切相关的基因变异。例如，*HER2*、*KRAS*等基因的变异情况，它们可能对治疗选择和预后有重要影响。

③ 理解风险评估

报告中通常会基于基因变异情况给出患者患胃癌的风险评估。这些评估可能是概率性的，也可能是有相对风险的。理解这些风险评估有助于患者和医生制订针对性的预防和监测策略。

④ 探索治疗相关性

某些基因变异可能影响胃癌患者对特定治疗药物的反应。报告中可能会提供这些信息，帮助医生为患者选择最合适的治疗方案。

⑤ 寻求专业意见

对于非专业人士来说，基因检测报告可能包含大量复杂和专业的术语。在解读过程中，如有任何疑问或困惑，务必咨询专业的遗传咨询师、肿瘤医生或其他相关领域专家。

⑥　整合临床信息

基因检测报告只是诊断和治疗决策的一部分。在解读报告时，还需要结合患者的临床病史、体检结果和其他实验室检查结果，以做出更全面和准确的判断。

总之，解读胃癌基因检测报告需要耐心、专业知识和临床经验。通过仔细研读报告内容、关注关键基因变异、理解风险评估和治疗相关性，并结合专业意见和临床信息，我们可以更好地利用这些报告为患者提供个性化的医疗服务。

◎ 基因检测一次就够了吗

胃癌患者的基因检测是否只需进行一次，这取决于多个因素。一般来说，对于遗传性肿瘤基因的检测，如胚系变异检测，通常只需要进行一次，因为这类变异是遗传自父母的，不会随时间改变。然而，对于非遗传性的肿瘤基因变异，情况就有所不同。胃癌是一种复杂的疾病，其发生和发展涉及多个基因和环境的相互作用。在治疗过程中，肿瘤细胞的基因可能会发生变化，这些变化可能会影响疾病的进程和治疗效果。

因此，对于非遗传性的胃癌基因检测，可能需要在不同的时间点进行多次检测，以获取更全面的基因信息，从而更好地指导治疗决策。此外，基因检测的结果还需要结合患者的临床情况和其他实验室检查结果进行综合考虑。如果患者的临床情况发生变化，或者出现了新的治疗手段，可能需要重新进行基因检测以评估患者的治疗反应和预后。总之，胃癌患者的基因检测是否需要多次进行，需要根据患者的具体情况和检测目的进行综合考虑。对于某些情况，可能只需要进行一次基因检测；而对于其他情况，可能需要进行多次检测以获取更准确的基因信息和治疗效果评估。

四、什么是多学科诊疗模式

多学科诊疗（MDT）模式是一种综合性的治疗策略，它整合了不同学科的专业知识和经验，可以为患者提供最佳治疗方案。MDT 模式在胃癌的诊疗中具有重要意义，因为它能够全面考虑患者的病情和需求，制订个性化的治疗计划，提高治疗效果和生活质量。

◎ MDT模式的概念和起源

MDT 模式起源于 20 世纪 60 年代的美国，经过几十年的发展，逐渐成为欧美国家肿瘤治疗的主流模式。MDT 模式强调以患者为中心，由多学科专家共同组成诊疗团队，针对某一特定疾病，通过定期的讨论和交流，制订综合、全面、个性化的治疗方案。

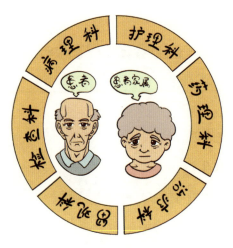

多学科诊疗（MDT）模式

◎ MDT模式在胃癌诊疗中的应用

胃癌是一种复杂的疾病，其发生和发展涉及多个基因和环境的相互作用。因此，单一的学科很难全面考虑患者的病情和需求。MDT 模式在胃癌的诊疗中具有独特的优势，它能够将外科、内科、放射科、病理科、营养科等多个学科的专业知识整合起来，为患者提供最佳的治疗方案。在MDT 模式中，各个学科的专家通过定期的会议和交流，共同讨论患者的病情和治疗方案。这种跨学科的协作能够确保治疗方案的全面性和个性化，避免单一学科治疗的局限性。同时，MDT 模式还能够提高治疗效率，减少不必要的检查和治疗，降低医疗成本。

◎ MDT模式在胃癌诊疗中的效果

多项研究表明，MDT 模式在胃癌的诊疗中能够显著提高治疗效果和生活质量。通过 MDT 模式治疗的患者，其生存率、生活质量等方面均优于传统单一学科治疗的患者。此外，MDT 模式还能够降低并发症的发生率，减少患者的痛苦和经济负担。

◎ MDT模式的挑战与展望

尽管 MDT 模式在胃癌的诊疗中取得了显著的成效，但仍面临一些挑战。首先，MDT 模式需要多学科之间的紧密合作和沟通，这需要建立良好的协作机制和团队文化。其次，MDT 模式需要专业的团队和人才支持，包括具有丰富临床经验和专业知识的医生、护士和其他医疗人员。最后，MDT 模式需要不断完善和优化，以适应不断变化的医疗环境和患者需求。展望未来，随着医疗技术的不断发展和创新，MDT 模式在胃癌的诊疗中将发挥更加重要的作用。一方面，新的治疗技术和手段的不断涌现，将为 MDT 模式提供更多的治疗选择和可能性；另一方面，随着医疗信息化和智能化的发展，MDT 模式将更加高效和便捷，为患者提供更好的医疗服务体验。

总之，胃癌 MDT 模式是一种综合性的治疗策略，其整合了不同学科的专业知识和经验，以提供患者最佳的治疗方案。MDT 模式在胃癌的诊疗中具有重要意义，它能够全面考虑患者的病情和需求，制订个性化的治疗计划，提高治疗效果和生活质量。尽管 MDT 模式仍面临一些挑战和问题需要解决和完善，但随着医疗技术的不断发展和创新，MDT 模式将在胃癌的诊疗中发挥更加重要的作用。

五、浅谈人工智能技术

◎ 人工智能技术正在走进医疗领域

人工智能技术正在走进医疗领域，为医疗事业带来革命性的变革。随着技术的不断发展和创新，人工智能在医疗领域的应用越来越广泛，涵盖了诊断、治疗、预防等多个方面。下面将详细介绍人工智能技术在医疗领域的应用及其带来的变革。

1 人工智能技术在医疗领域的应用

• 诊断：人工智能技术在诊断方面的应用已经成为医疗领域的一大亮点。通过深度学习和自然语言处理等技术，人工智能可以对医学影像、病理切片等数据进行自动分析和解读，帮助医生快速准确地确定病情。此外，人工智能还可以通过对大数据的分析和挖掘，发现疾病的早期迹象和风险因素，为疾病的预防和早期干预提供有力支持。

● 治疗：人工智能技术在治疗方面的应用也日益凸显。例如，智能手术机器人可以通过精准的定位和操作，实施微创手术和精细化手术，以提高手术效果和安全性。同时，人工智能还可以根据患者的个体差异和病情严重程度，为患者制订个性化的治疗方案，提高治疗效果和生活质量。

● 预防：除了在诊断和治疗方面的应用外，人工智能技术还在预防医学中发挥着重要作用。通过对大量数据的分析和挖掘，人工智能可以发现疾病的发生规律和影响因素，为制订有效的预防措施提供科学依据。此外，人工智能还可以通过智能穿戴设备和移动应用等方式，实时监测患者的健康状况并提供个性化的健康管理建议，帮助患者更好地预防疾病。

② 人工智能技术带来的变革

● 提高诊疗效率：人工智能技术的应用可以大大提高诊疗效率。通过自动分析医学影像、病理切片等数据，人工智能可以快速准确地确定病情，减少医生的诊断时间和工作量。同时，人工智能还可以帮助医生制订个性化的治疗方案，提高治疗效果和生活质量。

● 优化医疗资源配置：人工智能技术可以通过对医疗

资源的智能调度和优化配置，缓解医疗资源紧张的问题。例如，通过智能排班系统，医院可以更加合理地安排医生和护士的工作时间和任务分配，提高医疗资源的利用效率。

- 促进医疗科研进步：人工智能技术的应用还可以促进医疗科研的进步。通过对大量数据的分析和挖掘，人工智能可以发现疾病的发生规律和影响因素，为医疗科研提供有力的支持。同时，人工智能还可以帮助科研人员快速筛选出有潜力的药物和治疗方法，加速科研成果的转化和应用。

总之，人工智能技术正在走进医疗领域，为医疗事业带来革命性的变革。随着技术的不断发展和创新，人工智能在医疗领域的应用将越来越广泛，将为医疗事业的进步和发展注入新的动力。

◎ 人工智能技术与胃癌

随着科技的飞速发展，人工智能技术已经渗透到各个领域，其中医疗领域更是受益匪浅。在胃癌的诊疗过程中，人工智能技术的应用正在逐渐改变传统的诊疗模式，为医生和患者带来了前所未有的便利和机会。本文将从胃癌的早期诊断、治疗方案制订、预后评估等方面探讨人工智能技术在胃癌领域的应用及其带来的变革。

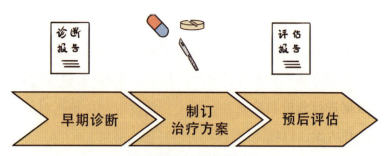

人工智能技术在胃癌中的应用

① 早期诊断

人工智能助力提高胃癌检出率。胃癌的早期诊断对于患者的治疗和预后至关重要。然而，由于早期胃癌症状不明显，许多患者往往在疾病发展到中晚期时才被确诊，此时治疗难度和效果已大打折扣。而人工智能技术的应用，为胃癌的早期诊断提供了新的希望。通过深度学习，人工智能可以对胃镜图像进行自动分析和解读，帮助医生快速准确地发现胃黏膜的微小病变，从而提高早期胃癌的检出率。此外，人工智能还可以对大量的临床数据进行挖掘和分析，发现胃癌的高危因素和早期症状，为胃癌的早期筛查和预防提供有力支持。

② 制订治疗方案

个性化治疗成为可能。胃癌的治疗方案需要根据患者的具体情况进行个性化定制。然而，传统的治疗模式往往

78

依赖于医生的经验和直觉，缺乏科学性和客观性。而人工智能技术的应用，为胃癌的治疗方案制订提供了更加科学和客观的依据。通过对患者的基因、病理、免疫等多方面的数据进行分析和挖掘，人工智能可以为患者制订个性化的治疗方案，以提高治疗效果和生活质量。同时，人工智能还可以对治疗方案进行实时调整和优化，根据患者的病情变化和治疗反应进行精准干预，进一步提高治疗效果。

③ 预后评估

精准预测胃癌复发风险。胃癌的预后评估对于患者的康复和生活质量至关重要。然而，传统的预后评估方法往往依赖于临床指标和医生的经验，缺乏准确性和客观性。而人工智能技术的应用，为胃癌的预后评估提供了更加精准和客观的方法。通过对患者的临床数据、病理数据、基因数据等多方面的信息进行分析和挖掘，人工智能可以精准预测胃癌的复发风险和预后情况，为医生提供科学的依据和指导。同时，人工智能还可以对患者的康复过程进行实时监测和调整，根据患者的具体情况制订个性化的康复计划，提高患者的康复效果和生活质量。

总之，人工智能技术的应用正在逐渐改变胃癌的诊疗格局，为医生和患者带来了前所未有的便利和机会。随着技术的不断发展和创新，人工智能在胃癌领域的应用将越来越广泛，将为胃癌的诊疗和康复注入新的动力和希望。然而，同时我们也需要看到，人工智能技术在胃癌领域的应用仍然面临着一些挑战和问题，如数据质量、算法精度、伦理法律等方面的问题需要得到关注和解决。因此，我们需要继续加强研究和探索，推动人工智能技术在胃癌领域的应用和发展，为胃癌的诊疗和康复贡献更多的力量。

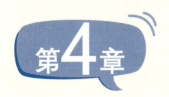

第4章

胃癌的治疗：

整合治疗是关键

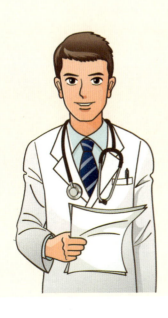

一、胃外科手术微创化

手术是胃癌的主要治疗方式之一，早期胃癌手术切除可以达到根治效果，局部进展期胃癌采用手术为主的综合治疗，晚期胃癌采用姑息性手术可以改善患者的生活质量。传统的手术方式是开腹手术，具有创伤大、恢复慢、术后并发症发生率高等劣势。近些年来，随着腔镜技术、内镜技术等的发展，出现了早期胃癌的消化内镜治疗、腹腔镜手术和机器人手术。

◎ 极致的微创——内镜手术

以往一旦发现胃癌，首先会想到找外科医生做切除手术。但随着内镜技术的快速发展，很多早癌的治疗已不再需要"动刀"，通过内镜下切除就能完成根治。内镜黏膜下剥离术为早期胃癌患者的根治提供了可能，又能最大限度地保留正常组织及其功能，同时也能与外科手术一样可以达到治愈的效果。多项国内外指南均推荐内镜下切除为早期胃癌的首选治疗方式。

与传统外科手术相比，内镜下切除属于超级微创手术。具有以下优势：①体表无创面、创伤小、并发症少、出血少、恢复快等优点；②不改变消化道解剖结构，既能保证早期癌等肿瘤的彻底切除，又能最大限度地保留正常组织及其功能，显著提升患者的生活质量；③住院天数大大缩短，手术费用比传统手术低很多。当然，只有淋巴结转移风险低的早期胃癌适合内镜下切除，需要内镜医生通过各种内镜技术，包括色素染色、电子染色结合放大技术，以及超声内镜等精查后综合判断病灶的大小、范围、浸润深度、组织学类型等。目前我国早期胃癌的内镜治疗的适应

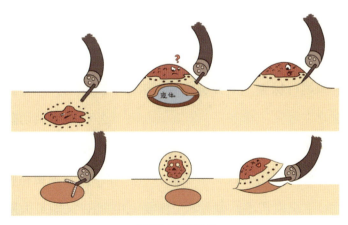

胃癌的内镜下治疗

证如下：①任何大小的无溃疡分化型黏膜内癌；②病变直径＜3cm合并溃疡的分化型黏膜内癌；③病变直径＜2cm无溃疡的未分化型黏膜内癌。内镜下早期胃癌切除术后，要进行规范的标本处理和病理检查。根据术后病理情况评估是否达到治愈性切除，如果没达到治愈性切除，根据具体情况可能再次行内镜黏膜下剥离术治疗、手术切除或密切观察。

◎ 腹腔镜胃癌手术

20世纪90年代，腹腔镜手术开始应用于胃癌手术，经过30年的发展，腹腔镜手术在胃癌手术中已成熟。整个手术系统包括腹腔镜、能源系统、光源系统、灌流系统和成像系统。腹腔镜手术在密闭的腹腔内进行操作，手术医师在显示屏的监视、引导下，于腹腔外操纵手术器械，对病变组织进行探查、电凝、止血、组织分离与切开、缝合等操作。

与开放手术相比，腹腔镜胃癌手术的切口小，凭借腹腔镜的放大作用可以更精细地显示脉管、神经及筋膜等结构，对组织损伤小，患者术后恢复更快。在手术切除范围、淋巴结清扫区域及围术期并发症方面，腹腔镜胃癌手术和开放手术相差不大。目前大量的临床研究证实了腹腔镜手术对于早期胃癌的术后恢复快、疼痛轻等优势，同时开腹手术具有相同的长期肿瘤学效果（对于早期胃癌患者采用腹腔镜手术治疗能达到开放手术相当的远期疗效），这已经在全世界范围内达成共识。对于进展期胃癌腹腔镜手术的远期疗效，目前仍不十分明确，部分临床研究已证实进展期胃癌腹腔镜手术和开放胃癌手术远期疗效相当。

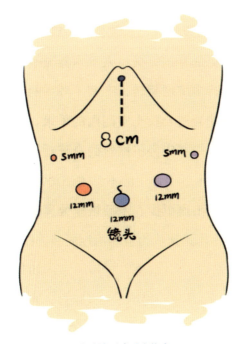

腹腔镜胃癌手术位点

◎ 机器人胃癌手术

机器人手术又称为机器人辅助下的手术。与传统手术不同的是，医生的双手不接触患者，一旦确定切口位置，机械臂将实施切断、止血及缝合等动作，而医生需要在控制台上控制并观察机械臂的运行。外科医生可以远离手术台操纵机器人进行手术，完全不同于传统手术概念，达·芬奇机器人在世界微创外科领域是当之无愧的革命性外科手术工具。

机器人系统可以呈现出高解析、多象限的 3D 图像，使整个手术视野更加开阔。机器人手术器械具有独特的可转腕结构，可进行多维度旋转，突破了双手的动作限制，使操作更灵活，尤为适合狭小空间内的手术。术者坐于控制台前，实时同步控制床旁机械臂的全部动作。机器人计算机系统自动滤除术者动作中的不自主颤动，使操作更稳定。切口更小、术中出血更少、术后恢复快、术后并发症少等优势使机器人手术迅速成为胃癌治疗的新选择。

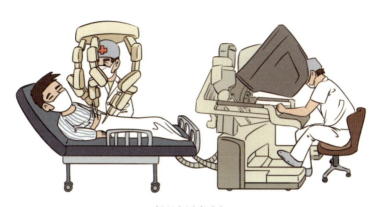

机器人胃癌手术

二、药物治疗的基石：化疗

◎ 化疗是胃癌药物治疗的主力

　　化疗是指使用化疗药物杀灭肿瘤细胞达到治疗目的的治疗手段，让药物随着血液循环流经大部分器官和组织起到全身治疗的作用，所以一些有向全身扩散趋势的中晚期肿瘤及已有转移的肿瘤，通过化疗能控制疾病进展。除了部分早期胃癌患者，绝大多数胃癌患者都需要进行化疗。胃癌的化疗分为术前新辅助化疗或术前转化化疗、术后辅助化疗和姑息性化疗。胃癌术前的新辅助化疗或转化化疗，能够提高胃癌切除率，把不能切除的病灶转化为可切除的病灶，降低肿瘤复发率，延长生存时间。胃癌术后的辅助化疗能消灭手术后残留的癌细胞，从而降低局部复发率，降低远处转移的风险，延长患者的生存期。对于无法行胃癌根治手术或根治手术后复发转移的胃癌患者，主要目标是缓解临床症状，延长生存期。

◎ 术前化疗与术后化疗

① 术前新辅助化疗和术前转化化疗

若病情处于局部晚期阶段，则手术切除难度较大且复发率较高，如患者伴有广泛的淋巴结转移。对于初期可切除的局部进展期胃癌患者，新辅助化疗能缩小肿瘤体积，实现肿瘤降期及根除微转移，可提高手术切除率。而对于不可切除的局部进展期胃癌患者来说，术前转化化疗则为患者提供了手术切除的可能。

② 术后辅助化疗

对于局部进展期胃癌，完整的手术切除是必不可少的治疗方式。目前，手术治疗为局部进展期胃癌的首选治疗方案。但是，手术的主要作用是切除肉眼可见的肿瘤，不能清除掉术前和术中播散在术野外的微小转移癌细胞。这些无法看到的癌细胞可以逐渐分化、变为可见的病灶，从而引起术后复发、转移。术后辅助化疗的目的就是在根治切除大体肿瘤后，清除肉眼无法看见的微小转移的癌细胞，降低患者术后复发率，延长其生存期。

◎ 胃癌化疗常用的药物与方案

目前化疗的方案主要包括三种，即单药化疗、两药联合、三药联合。新辅助化疗及辅助化疗常见的三药及两药方案包括：①奥沙利铂联合卡培他滨，即 XELOX 方案；②多西他赛联合奥沙利铂及氟尿嘧啶方案，即 FLOT 方案；③氟尿嘧啶联合顺铂方案，即 FP 方案；④奥沙利铂联合氟尿嘧啶，即 FLOFOX 方案；⑤奥沙利铂联合 S-1，即 SOX 方案；⑥表柔比星联合顺铂及氟尿嘧啶，即 ECF 方案。一线化疗失败的胃癌患者，化疗方案以单药为主，如多西他赛、伊立替康、紫杉醇，但胃癌二线及二线以上的化疗药物选择有限，疗效欠佳，且胃癌存在种族和部位等的异质性，因此，患者在条件允许的前提下，可参加新药临床试验，可能会获得较好疗效。胃癌化疗方案的选择复杂多样，具体选择哪个方案需要医生根据患者的肿瘤分期、身体状况等具体情况做个体化的决定。

◎ 化疗疗效如何评估

化疗的评价主要包含两个方面，一方面是短期之内通过影像学检查进行评估，另一方面是通过生存时间进行最终评估。

　　首先，在治疗期间，我们通过实体瘤疗效评价标准（RECIST）来描述经过治疗后肿瘤的反应情况。主要的手段有增强 CT、MRI 等方法，测量肿瘤的最大长径从而评价肿瘤的大小，以基线期总直径作为参照，在治疗期间或治疗后再次测量病灶大小，通过肿瘤大小的变化来客观评价肿瘤对治疗的反应。根据测量结果，肿瘤对治疗的反应可分为四种：完全缓解，临床和影像学检查发现所有的肿瘤都消失；部分缓解，以基线总直径作为参照，病灶的最长径之和减少至少 30%；疾病进展，以从治疗开始起所记录到的最长径值为参考，被测量病灶的最长径之和增加至少 20%，或者出现一个或多个新病灶；疾病稳定，病灶缩小没有达到部分缓解的标准，或者病灶增大未达疾病进展的标准，出现任何新病灶即意味着疾病进展。在特殊情况下，不可测量病灶的明确进展也被接受作为疾病进展的证据。

　　治疗后，进行随访期间，对总生存期和无病生存期进行评估。总生存期一般指患者从被诊断胃癌或接受根治性胃癌手术后，到任何原因引起死亡的时间。无病生存期是指患者从某个时间点开始进入观察，直到肿瘤复发或各种原因导致死亡的时间。

◎ 如何降低化疗的不良反应

化疗的目的是杀死已经扩散到全身各个部位的癌细胞，但化疗对正常细胞（如造血细胞、免疫细胞、胃肠道细胞和肝肾细胞）具有同样的杀伤作用，化疗药物的这种"敌我不分"导致了化疗的不良反应。化疗的不良反应可能无法避免，正确认识和处理其不良反应能够降低其带来的负面影响。

恶心、呕吐是胃癌患者化疗期间的常见不良反应，化疗期间建议戒烟忌酒，清淡饮食，不要吃过甜、过咸、油腻、辛辣食物或气味浓郁的食物。此外，还可口服一些止吐药物，必要时可通过静脉输液补充每天所需营养。

手脚麻痹是胃癌化疗常见的不良反应，主要是由于化疗药物引起的周围神经病变。在化疗期间患者应穿戴宽松的鞋袜、手套以避免手足的频繁摩擦和过度受压，并避免进行较重的体力劳动和剧烈运动。同时，还可以口服营养神经药，如甲钴胺等。

脱发也是胃癌化疗较常见的不良反应，主要是由于化疗药物损伤增殖旺盛的毛囊细胞，使生长期毛囊提前进入退行期，从而引起脱发。然而，脱发是可逆的。使用头皮冷却法可以预防脱发，通过戴冰帽使头皮冷却，血管收缩，减少药物到达毛囊的浓度，一定程度上减轻脱发。而在脱发后，需要保护好头皮，如用头皮保湿液／润肤乳、温和的洗发水、护发精油等保养头皮，防止阳光对头皮的暴晒和吹风机对头皮的伤害。平时可以戴假发或戴帽子，帮助患者维护形象、树立信心。

在化疗期间，多数胃癌患者在治疗中因为化疗药物均可引起骨髓抑制，表现为白细胞和血小板下降，甚至红细胞、血红蛋白下降等。针对骨髓抑制导致的白细胞下降，临床常在化疗后给予升白细胞药物，以维持化疗正常进行，也有患者在化疗期间服用中药，使白细胞持续保持稳定水平。

胃癌化疗时过敏反应也偶有发生，可出现皮肤瘙痒、皮疹、面色潮红、血压轻度升高等轻度过敏反应，严重的过敏反应则表现为呼吸困难、荨麻疹、低血压、过敏性休克。在使用一些容易发生过敏的化疗药物（如紫杉烷类）时，预防性使用抗过敏药物。化疗期间密切观察，一旦用药期间有皮疹，心慌气促、呼吸困难等过敏反应症状，立即通知医护，并积极配合医护的救治。

多数化疗药物都在肝脏代谢，并经肾脏排泄，从而化疗过程中的肝肾损害几乎不可避免。在化疗期间，需要遵医嘱定期检测肝肾功能。此外，还要多饮水、适当运动，加速药物代谢。同时，可适当服用保肝药物，如多烯磷脂酰胆碱（易善复）、甘草酸二胺（天晴甘平）等。当出现严重肝肾损害时，应在医生指导下，降低药物剂量或暂停用药、对症治疗等，待情况缓解后，再恢复用药或更换化疗药。

化疗会直接损害患者的身体免疫系统，导致胃癌患者的免疫功能缺陷或下降。针对免疫功能下降和身体虚弱等化疗不良反应，可使用中药作为辅助，改善人体免疫功能。

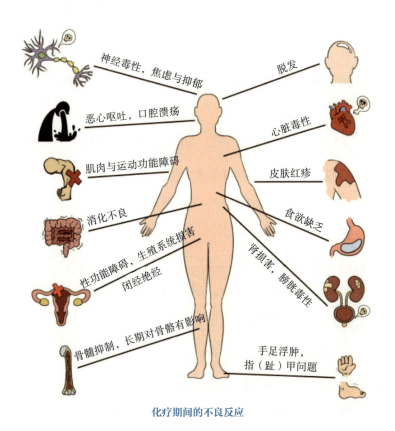

化疗期间的不良反应

三、精准药物治疗：靶向治疗

◎ 什么是靶向治疗

肿瘤的发生和发展是一个很复杂的过程，简单地说是原癌基因激活和抑制基因失活，这引起了一系列的细胞信号通路激活，最终造成了肿瘤细胞的增殖、侵袭和转移。靶向治疗就是选择针对性的阻断药干预与肿瘤发生发展密切相关的信号传导通路，从而达到抑制肿瘤增殖生长、侵袭及转移效果的方式。药物进入体内后，会选择性地结合特定的靶点，对肿瘤细胞产生作用，导致肿瘤细胞特异性死亡，而不会对肿瘤周围的正常组织细胞产生影响，其具有特异性杀伤肿瘤细胞、不良反应小的优势。因此，分子靶向治疗又被称为"生物导弹"，具有精准定位，精确打击肿瘤细胞的作用，目前成为胃癌精准治疗的一种重要手段。

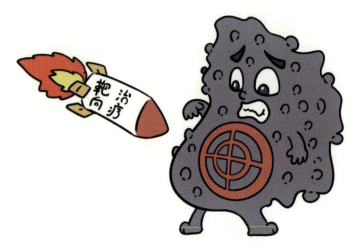

靶向治疗是一种"生物导弹"

◎ 胃癌的治疗靶点

关于胃癌治疗靶点的研究众多，但目前仅针对人表皮生长因子受体 –2（HER2）、血管内皮生长因子（VEGF）、表皮生长因子受体 –1（EGFR）等相关通路的靶点的药物证实有效。

HER2 属于表皮生长因子家族成员。首个用于胃癌临床治疗的分子生物标志物，胃癌中有 13%～22% 的患者发生 HER2 蛋白过表达或 *HER2* 基因扩增。目前以胃癌组织 HER2 蛋白表达状态为依据的胃癌分子分型是选择抗 HER2 靶向药物治疗的依据。

VEGF 是肿瘤转移的关键因素，VEGF 结合到受体后可促进肿瘤转移。因此，如果阻断 VEGF 受体则可以阻断胃癌组织中血管的增殖，达到抑制肿瘤生长的作用。

◎ 常见胃癌靶向治疗药物

胃癌靶向药物研究众多，真正在胃癌治疗中有着充分研究证据的却仍然很少。

第一类就是抗 HER2 治疗。在胃癌靶向治疗中最早获批的抗 HER2 治疗的药物是曲妥珠单抗。之后的维迪西妥单抗，是一种针对 HER2 的抗体耦联药物，主要用于 HER2 阳性（IHC3+ 或 2+）的晚期胃癌的二线及以上的治疗。

第二类在胃癌治疗中获批的是抗血管的靶向药物，主要是作用于肿瘤的微环境，不直接作用于肿瘤细胞。目前有两个，一个是雷莫芦单抗，另一个是国内上市的阿帕替尼。

此外，Claudin（CLDN）家族是一类维持细胞极性和细胞间紧密连接的蛋白。Claudin 18（CLDN18）是 CLDN 蛋白家族中的重要成员。CLDN18 有 2 个异构体：Claudin 18.1 和 Claudin 18.2。Claudin 18.2 在正常组织中仅在分化的胃黏膜上皮细胞中特异性表达，但在胃癌、卵巢癌、食管癌、肺癌、胰腺癌及结肠癌中 Claudin 18.2 高表达。基于 Claudin 18.2 在正常组织与肿瘤组织中表达的差异性，目前国内外已有部分针对 Claudin 18.2 靶点的抗体耦联药物，如 RC118、TPX-4589、IBI343、SYSA1801、CMG901、SKB315、CPO102、SOT102 等，但都处于早期临床研究阶段。

◎ 哪些患者适合靶向治疗

曲妥珠单抗主要用于 HER2 阳性的晚期胃癌患者。对于 HER2 阳性的晚期转移性胃癌，曲妥珠单抗联合化疗是目前标准的一线治疗方案。另外，它也可以联合用于 HER2 阳性胃癌患者的二线治疗。判断其是否为阳性，需要对肿瘤组织进行免疫组化试验，如果结果显示"3+"，就说明为阳性；如果显示"2+"，则需要做进一步的 FISH 检验，有扩增为阳性，无扩增为阴性；如果显示为"0 或 1+"，则说明为阴性。

雷莫西尤单抗和阿帕替尼，常用于晚期或转移性胃癌的二线以上的治疗。没有一个明确的预测标志物，也不做特殊的检测。医生只在适当的时候，选择适当的患者进行联合抗血管药物的治疗。

◎ 靶向治疗是神药吗

靶向治疗并非神药，一方面是适用人群很有限，另一方面是也有不良反应。此外，靶向治疗药物价格相对昂贵，也限制了其使用。

① 仅仅部分患者适合应用靶向治疗

多数靶向治疗还是用于晚期患者的治疗。虽然一些研究探索在胃癌术前应用化疗和靶向药的结合方式，但基本上还是以化疗为主。目前的靶向药物有使用和适应人群的限制。

② 靶向治疗也有不良反应

和化疗一样，靶向治疗在治疗的过程中，也可能会产生一些不良反应。曲妥珠单抗的主要不良反应包括中性粒细胞减少、厌食、贫血、周围神经病变、腹部绞痛，极少患者出现左心射血分数下降，也有患者出现治疗相关性肺炎或呼吸衰竭。雷莫芦单抗常见的不良反应包括疲劳、胃肠道症状、高血压、骨髓抑制、蛋白尿、出血等，罕见的不良反应为动脉栓塞和腹水。帕博丽珠单抗主要的不良反应包括腹泻、甲状腺功能亢进、结肠炎等。

四、胃癌治疗新武器：免疫治疗

◎ 免疫治疗的前世今生

肿瘤免疫治疗是一种通过激活人体免疫系统来攻击和摧毁肿瘤细胞的治疗方法。它的发展历程可以追溯到 19 世纪末和 20 世纪初，当时科学家开始观察到某些肿瘤患者在感染病毒或细菌后肿瘤有所缩小或消失的现象。这些观察为免疫治疗的概念奠定了基础，然而直到 20 世纪后半叶，随着对免疫系统深入了解的提升，肿瘤免疫治疗才开始迈入实际应用阶段。

在早期主要采用免疫刺激药和细胞治疗法，如干扰素和白细胞介素等早期免疫刺激药被用于增强免疫系统对肿瘤的反应。淋巴细胞疗法也在早期用于治疗某些类型的白血病。单克隆抗体的发展开创了精准靶向肿瘤细胞的新途径。这些抗体可以与肿瘤相关抗原结合，从而激活免疫系统攻击肿瘤。

免疫检查点抑制药是跨时代的发现，在该领域做出重要贡献的科学家也获得了 2018 年的诺贝尔生理学或医学奖。免疫检查点抑制药阻断了免疫系统中抑制性信号的传递，使免疫细胞能够更有效地攻击肿瘤细胞。例如，抗CTLA-4 抗体和抗 PD-1/PD-L1 抗体就属于这类药物。近年来还发展出了 CAR-T 细胞疗法。CAR-T 细胞疗法是一种个体化的肿瘤治疗方法，它通过改造患者自身的 T 细胞，使其具有针对特定肿瘤抗原的能力，然后将这些改造后的T 细胞重新引入患者体内，以攻击肿瘤细胞。此外还有肿瘤疫苗疗法，旨在激发人体免疫系统产生针对肿瘤抗原的免疫应答，从而抑制肿瘤生长和扩散。

肿瘤免疫治疗的发展经历了多个阶段，不断涌现出新的治疗方法和技术。虽然取得了显著的进展，但仍然面临着挑战，如治疗反应的持久性和免疫耐受性等问题。肿瘤免疫治疗作为癌症治疗的重要组成部分，为许多患者带来了新的希望。

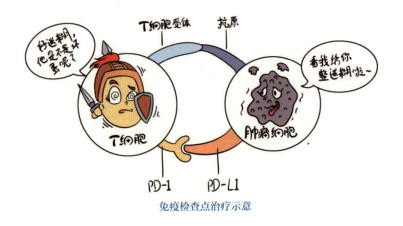

免疫检查点治疗示意

◎ 免疫治疗胃癌的临床应用

多学科综合治疗已经成为胃癌治疗方法的主流，而免疫治疗在胃癌的综合治疗中扮演的角色越来越重要。目前胃癌免疫治疗主要集中在免疫检查点抑制药，但细胞疗法和抗肿瘤疫苗都取得了进展。

1 免疫检查点抑制药

抗 PD-1/PD-L1 抗体和抗 CTLA-4 抗体是常见的免疫检查点抑制药，它们可以激活免疫系统攻击肿瘤细胞。在胃癌的治疗中，这些药物已经在一线和后线治疗中取得了一定的成效。特别是在转移性或晚期胃癌的治疗中，PD-1/PD-L1 抗体单药或联合化疗已被批准并广泛应用。

② CAR-T 细胞疗法

CAR-T 细胞疗法是一种新兴的个体化治疗方法，通过改造患者自身的 T 细胞，使其具有针对肿瘤细胞的特异性，然后将这些 CAR-T 细胞重新引入患者体内。在胃癌的治疗中，CAR-T 细胞疗法仍处于研究和临床试验阶段，但已显示出一定的潜力。

③ 抗肿瘤疫苗

胃癌疫苗疗法的研究也在进行中。这些疫苗可以激发免疫系统对胃癌细胞产生特异性免疫应答，有望成为胃癌治疗的一种新选择。然而，目前这一领域的研究仍处于早期阶段，需要进一步的临床验证。

同时，免疫治疗领域也迎来了新的发展机遇。例如，Claudin 18.2 - 嵌合抗原受体 T 细胞免疫疗法在晚期胃癌 I 期临床研究中显示出初步的疗效。此外，以双免药物和新型免疫检查点抑制药为代表的新型药物的持续迭代为胃癌患者带来了新的机遇。

总的来说，免疫治疗在胃癌的临床应用正在不断发展，并取得了一定的进展，但仍然需要更多的研究和临床试验来进一步验证其安全性和有效性，从而探索出更好的治疗策略和个体化治疗方案。

◎ 联合友军，化疗、靶向联合免疫治疗

化疗、靶向治疗与免疫治疗的联合应用在胃癌治疗中被广泛研究和应用。这种联合治疗的策略旨在通过不同机制的作用相互增强，提高治疗效果，延长生存期，并减少癌症复发的风险。以下是这种联合治疗的主要内容。

① 化疗与免疫治疗联合应用

化疗药物可以通过直接杀死癌细胞或抑制其生长来降低肿瘤负荷，同时也可以影响免疫系统的功能。一些化疗药物还可能增加肿瘤抗原的表达，从而增强免疫治疗的效果。因此，在胃癌治疗中，化疗与免疫治疗的联合应用已经成为一个重要的研究方向。例如，化疗可以用于减少肿瘤负荷，使免疫治疗更容易发挥作用。

② 靶向治疗与免疫治疗联合应用

靶向治疗是通过抑制肿瘤生长和扩散的特定分子靶点来治疗癌症。与化疗不同，靶向治疗通常对正常细胞影响较小，因此可以与免疫治疗更好地结合。例如，HER2 靶向药物（如曲妥珠单抗）已被证实可以与免疫治疗联合使用，提高对 HER2 阳性胃癌的治疗效果。

③ 免疫检查点抑制药与其他治疗方法联合应用

免疫检查点抑制药通常与化疗、靶向治疗或放疗等其他治疗方法联合应用，以增强治疗效果。例如，PD-1/PD-L1抑制药与化疗药物的联合应用已在胃癌治疗中显示出显著的临床益处。

这些联合治疗策略的目标是通过多种途径激活免疫系统，增强肿瘤细胞的清除，从而提高治疗效果，并降低肿瘤复发和转移的风险。然而，联合治疗也可能带来额外的不良反应和治疗成本，因此需要在临床实践中进行谨慎评估和管理。

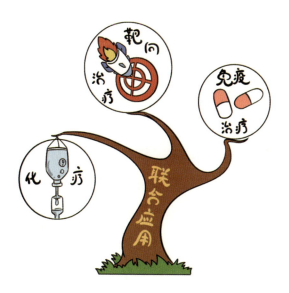

五、放射治疗知多少

◎ 什么是放疗

放疗是一种癌症治疗方法，利用高能量的辐射，如 X 线或其他粒子束，定向照射患有癌症的组织或肿瘤，以杀死癌细胞或阻止其生长。放疗在治疗肿瘤时可分为：①根治性放疗，即通过放疗就可以彻底消灭癌细胞；②姑息放疗，对晚期肿瘤起到缓解症状、改善生存状态的作用；③综合治疗，与手术和化疗配合一起治疗肿瘤。作为肿瘤治疗的"三驾马车"之一，放疗在癌症综合治疗中占有重要地位，通常与手术、化疗或靶向治疗等方法联合应用，以提高疗效。放疗的具体方式和剂量会根据患者的癌症类型、肿瘤位置、大小及个体情况而定。某些肿瘤对放疗高度敏感，如小细胞肺癌和鼻咽癌，而在食管胃结合部癌和胃癌中，放疗的应用价值和效果因具体情况而异，更多的是用作辅助治疗。

◎ 放疗在胃癌中的应用

放疗在胃癌治疗中发挥着重要作用，特别是对于一些进展期的胃癌患者。放疗可以与手术、化疗等其他治疗方式联合使用，从而提升整体治疗效果，如术前新辅助放疗和术后辅助放疗。

① 术前新辅助放疗

对于进展期胃癌患者，特别是肿瘤位于胃食管结合部的患者，术前放疗（新辅助放疗）是一种常用策略。其主要作用如下。

● 缩小肿瘤体积：通过放疗减小肿瘤体积，为后续手术创造更有利条件，提高切除率。

● 降低周围组织受累风险：术前放疗可缓解肿瘤侵及周围血管和神经的情况，增加根治率。

● 提高局部控制率：通过预先杀灭部分癌细胞，术前放疗有助于减少肿瘤局部复发的风险。

② 术后辅助放疗

对于已经接受胃癌手术的患者，放疗可以帮助清除残留的癌细胞，减少复发的风险。术后放疗通常用于高危患者，如切缘阳性，肿瘤侵犯周围组织或淋巴结转移的患者。但是术后辅助放疗的价值需要更多的研究来进一步证实。

③ 联合放疗和化疗

放疗和化疗可以相互增强，共同作用于癌细胞，提高治疗效果。这种联合治疗通常用于晚期胃癌或不能手术的患者，旨在控制肿瘤的生长和减轻症状。

④ 姑息治疗

对于晚期胃癌患者，放疗可以用于减轻症状，如疼痛、出血或消化道梗阻等，并提高患者的生活质量。

需要注意的是，放疗可能会引起一些不良反应，如恶心、呕吐、疲劳、食欲减退、皮肤炎症等，但这些不良反应通常是暂时的，并且可以通过调整治疗方案或提供支持性治疗来缓解。治疗方案的选择应该由专业的医疗团队根据患者的具体情况来制定。

六、中华文化瑰宝：中医治疗

◎ 中医对胃癌的认识

　　说起中医学对"胃癌"的认识，首先要从中医对"胃"的认识说起，胃的生理功能可以归纳为以下两点，一为胃主受纳水谷，意思是饮食入口后经食管进入胃中，由胃接受和容纳，并暂存于胃腑之中，故胃又有"太仓""水谷之海"之称。二为胃主腐熟水谷，指的是胃将摄入的食物进行初步消化，形成食糜。而胃的受纳腐熟功能，必须与脾的运化功能相配合，才能使之顺利进行，如《素问·灵兰秘典论》记载，"脾胃者，仓廪之官，五味出焉"，将脾胃的受纳腐熟运化功能比作"仓廪之官"，也就是人体粮仓的管理员，身体所需的一切物质都归其调拨，胃主受纳腐熟，脾主运化，纳运协调才能完成食物从水谷到精微的转化，以化生气血，并输布滋养全身，因而又称脾胃为人体的"后天之本"。中医学非常重视"胃气",认为"人以胃气为本",胃气强则五脏俱盛,胃气弱则五脏俱衰,故又有"胃为五脏之本"的理论。可见胃气的盛衰直接关系人体的营养来源和生命活动,具有极其重要的作用。

胃为六腑之一,喜润恶燥,以降为顺,以通为用,指的是胃的气机宜保持通畅下降的特性。综上,我们就可以很好地理解脾胃的生理功能遭到了破坏出现的一系列症状了,如若胃失通降,脾失升清,则会出现纳呆、胃脘胀满或疼痛不适等胃失和降之征;甚者如若胃气不降反而上逆,则见恶心、呕吐、呃逆、嗳气等胃气上逆之候。

中医历代古籍中虽无"胃癌"这一名词的记载,但古籍中"胃痛""反胃""呕吐""噎膈"等疾病症状的描述都与胃癌症状十分相似,如《灵枢·邪气脏腑病形》记载,"胃病者,腹䐜胀,胃脘当心而痛,上肢两胁,膈咽不通,饮食不下"。《金匮要略·呕吐哕下利病脉证治》记载,"朝食暮吐,暮食朝吐,宿谷不化,名曰胃反"。《临证指南医案·噎膈反胃》记载,"脘管窄隘"。

在病因病机方面,古籍也做出了诸多论述,总结起来不外正气内虚、外邪侵袭、饮食所伤、情志失调等因素。

① 正气内虚

《医宗必读·反胃噎塞》记载，"大抵气血亏损……脾胃虚伤，运行失职，不能腐熟五谷，变化精微，朝食暮吐，暮食朝吐，食虽入胃，复反而出，反胃所由成也"。正气虚损，素体虚弱，劳倦过度，或久病失养，均可使中焦受纳运化失职，在此基础上，复因外邪侵袭、情志失调、饮食不节等而致痰气瘀毒搏结，日久发为胃癌。

② 外邪侵袭

《素问·举痛论》记载，"寒气客于肠胃之间，膜原之下，血不得散，小络急引故痛……寒气客于肠胃，厥逆上出，故痛而呕也"，提出了寒邪导致胃痛。若外感寒邪，脘腹受凉，寒邪内客于胃；或饮食生冷，损伤脾胃，运化失职而寒邪停留；或居处寒湿，冒雨涉水，或天时湿盛，致水湿中阻，寒邪凝结，阻滞气机，故收引作痛而致胃痛，日久寒瘀互结，发为"胃癌"。

③ 饮食所伤

《素问·痹论》记载，"饮食自倍，肠胃乃伤"。最早论述了饮食不节可损伤脾胃。《景岳全书·噎膈》曰："酒色过度则伤阴，阴伤则精血枯涸，气不行则噎膈病于上，精血枯涸则燥结病于下。"饮食不节如烟酒过度，恣食辛香燥热、生冷、熏制、腌制、油炸、肥甘厚味之品，或霉变、不洁之物等，超过了胃受纳腐熟的功能，积滞于胃脘，损伤脾胃阳气，不能温化水饮，则水湿内生，易酿成痰浊，日久痰瘀互结，发为"胃癌"。

④ 情志失调

《医宗必读·反胃噎塞》记载，"大抵气血亏损，复因悲思忧恚，则脾胃受伤，血液渐耗，郁气生痰，痰则塞而不通，气则上而不下，妨碍道路，饮食难进，噎塞所由成也"。情志抑郁则肝气郁滞，肝气可横逆犯胃；忧思伤脾，脾胃受损，运化失司，痰湿内生，津停血聚，痰凝血瘀；五志过极化火，火热伤阴，炼液成痰，日久痰瘀互结而发病。

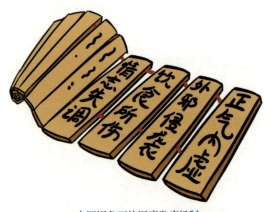

中医视角下的胃癌发病机制

◎ 中医在胃癌整合治疗中的地位

❶ 在治未病中起主导作用

早在《黄帝内经》中就提出"治未病"的预防思想。《素问·四气调神大论》："圣人不治已病，治未病，不治已乱，治未乱，此之谓也。夫病已成而后药之，乱已成而后治之，譬犹渴而穿井，斗而铸锥，不亦晚乎？"在从正常胃黏膜向胃癌转化的病理过程中，一般认为存在萎缩性胃炎→肠上皮化生→异型增生→胃癌的转化过程，在发展成为胃癌之前的状态均属于"癌前状态"，胃癌的这些"癌前状态"，其在癌症的发生、进展过程中，尚属病邪轻浅的阶段，患者多无相关症状，或者症状并不明显，当未病先防，中医药在这个阶段可以起到主导作用，临床上可以见到很多萎缩性胃炎甚至肠上皮化生的患者通过中药的调理逆转了该病程阶段。

首先，"食饮有节，起居有常"，方能"阴平阳秘，精神乃治"。若患者戒除陋习，生活规律，则正气自复，在邪正相争中往往能够取得优势，能够压制邪气或驱邪外出。其次，"正气存内，邪不可干"，对无症状的患者，当注重固护正气，正气存内则自然鼓邪外出。最后，对已经出现些许临床症状的患者，当"观其脉症，知犯何逆，随证治之"。

如萎缩性胃炎患者，通过改变生活习惯、中药辨证调理等多种手段，及时驱邪外出，改善胃黏膜状态，以防传变，阻止或减缓其向胃癌的发展过程。

② 在辅助治疗时起辅助协同作用

"减毒增效"的治疗体系形成于 20 世纪 90 年代，时至今日，"西主中随、减毒增效"的中西医结合肿瘤治疗模式已经日趋成熟，应用较为广泛，疗效得到认可。其基本思路是在现代放化疗等诊疗手段的基础上，发挥中医药在调理身体功能、改善临床症状方面的优势，减轻手术及放化疗的不良反应，增强放化疗疗效，进而为患者接受系统的综合治疗创造条件。中医特色内外并治在胃癌术后胃瘫、化疗消化道反应、化疗骨髓抑制等手术、放化疗并发症的治疗中发挥了其独特的治疗优势，对于口服中药困难的术后胃瘫及消化道反应较重的患者，中医外治治疗优势更为突出，其临床操作简单方便，患者耐受性好，疗效确切，目前已在临床得到广泛推广。

③ 在康复过程中起核心作用

目前公认，肿瘤是一种与代谢、衰老等密切相关的全身性、慢性疾病，针对肿瘤病灶的局部治疗只是一时之策，仅打击了患者的核心病灶，并未改善患者整体及机体状态，因此，在针对病灶的治疗如外科手术切除结束之后，应该尽早开始针对患者全身的康复期的体质调理，改善患者的癌状态，或者延缓患者由于肿瘤负荷或接受治疗等引起的衰老。此阶段的患者，初受刀刃之伤，正气多虚，当以扶助正气为其基本治则，其治疗目标在于改善患者体质及内环境，扶助患者的正气，使之足以驱邪外出，使之不利于肿瘤生长，以达到预防复发的效果。

综上可见，中医学作为祖国医学的瑰宝，可以贯穿于胃癌治疗的全过程中，且无明显不良反应，患者耐受性良好。

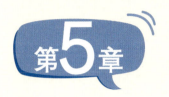

第5章

胃癌的康复：
贯穿诊治全过程

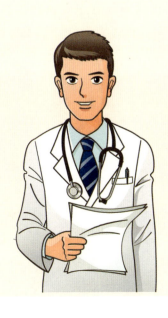

一、胃癌患者的康复目标

　　胃癌作为一种危害严重的恶性肿瘤，每年影响数百万人的生活。在胃癌的治疗过程中，手术和化疗等治疗方法虽然在控制疾病进展方面起到了关键作用，但往往伴随着严重的并发症和不良反应。因此，康复在胃癌的围术期和化疗全程管理中扮演着至关重要的角色。良好的康复管理不仅可以帮助患者减轻治疗的不良反应、提高生活质量，还可能延长生存期。具体而言，胃癌康复的主要目标包括以下几个方面。

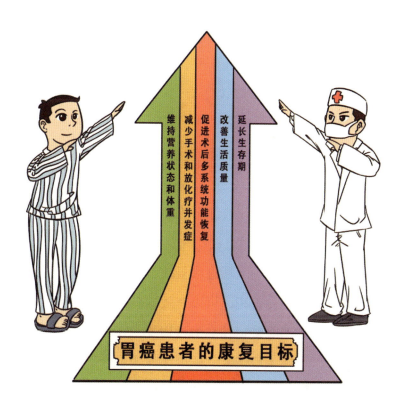

胃癌患者的康复目标

◎ 维持营养状态和体重

　　营养状况直接影响胃癌患者的康复效果和生存质量。手术和化疗常常导致患者食欲下降、消化吸收功能减弱，因此，营养支持成为康复过程中的一个核心环节。专业的营养师会根据患者的具体情况，如手术的类型和化疗的药物选择，提供定制的饮食计划。这些计划通常以高蛋白、高能量的食物为核心，旨在帮助患者预防营养不良和体重过度下降，支持术后身体修复，同时增强免疫功能，为后续治疗提供更好的生理基础。

◎ 减少手术和放化疗并发症

胃癌的手术、化疗或综合治疗是治疗的有效手段，但这些治疗方法往往伴随着一些并发症或不良反应，如感染、出血、恶心和疲劳等。通过康复措施，如恰当的运动康复计划和适度的药物管理，可以有效减轻这些并发症。运动计划包括温和的有氧运动和力量训练，有助于提高心血管健康水平，加速术后恢复，减少深静脉血栓和肺部并发症的风险。同时，适当的药物调整可以帮助管理化疗引起的恶心和疲劳，使患者能更好地应对治疗。

◎ 促进术后多系统功能恢复

胃癌手术后，患者的多系统功能需要时间恢复到正常水平。采取逐步恢复正常饮食的策略，辅以必要的消化酶补充，有助于改善消化功能，促进营养吸收，减轻胃肠道负担。进行适合患者的有氧运动和呼吸练习，以增强肺功能，提高心血管耐力，并降低术后肺部并发症的风险。通过合理的营养支持和适度的身体活动，可以帮助提高患者的自然抵抗力，减少感染风险，从而促进术后的整体康复。

◎ 改善生活质量

胃癌及其治疗对患者的生活质量影响巨大。康复目标之一就是通过提供心理和社交支持来改善患者的整体生活质量。心理咨询可以帮助患者处理因疾病带来的焦虑和抑郁，而社交活动和休闲娱乐则可以提高患者的社会交往能力和生活满足感。此外，适当的疼痛管理和睡眠改善措施也能提高患者的生活质量，使患者能够更好地参与日常活动和社会生活。

◎ 延长生存期

胃癌的预后可能受多种因素影响，如康复过程中的综合管理和持续支持，这可以在一定程度上帮助延长患者的生存期。康复的目标是通过全方位的支持，包括身体、心理和营养方面的干预，以及个性化的治疗策略，帮助患者改善生存质量，从而可能间接影响生存期。有效的康复计划和随访管理确保患者能够接受及时的治疗调整；预防并发症，减少复发和疾病进展的风险。此外，持续的心理支持和社交活动的参与也有助于提高患者的生活动力，这对于患者长期的生存和康复是至关重要的。

　　通过以上细致而全面的康复目标的阐述，我们可以看到康复在整个胃癌治疗过程中的重要性。一个结构良好、响应迅速的康复计划不仅能够提升患者的生活质量，还能在很大程度上影响患者的治疗效果和预后。因此，康复工作应被视为胃癌治疗的一个不可或缺的组成部分，它与治疗的其他方面同等重要，需要得到足够的重视和资源投入。在下文中，我们会从营养支持、科学饮食、科学运动、睡眠管理、疼痛管理、心理康复、家庭关怀、社会康复、定期复查几个方面分别论述如何实现这些康复目标。

二、营养支持

在胃癌的治疗与康复过程中，营养支持扮演着至关重要的角色。由于胃癌及其治疗可能严重影响患者的食欲和营养吸收，恰当的营养干预不仅可以改善患者的生理状态，减少并发症，还能增强治疗效果，提高生活质量。以下内容将详细阐述营养支持在胃癌康复中的关键实施步骤和推荐措施，为患者的全面恢复提供专业指导。

◎ 营养风险筛查

根据欧洲肿瘤内科学会（European Society for Medical Oncology，ESMO）临床实践指南和中国抗癌协会营养学组专家共识的建议，所有胃癌患者在围术期和放化疗期间应定期进行营养风险筛查。使用经过验证的筛查工具，如营养风险筛查 –2002（Nutritional Risk Screening，NRS-2002），可以有效地识别营养不良的风险，从而预测术后并发症和不良预后的可能性。这一筛查方法基于循证医学的强有力支持，已在多项研究中证实其可靠性。营养风险筛查的核心是评估因营养不良可能引发的不良临床结局。营养支持的实施必须以营养风险筛查为前提，仅对筛查结果显示存在营养风险的患者提供干预。对于无营养风险的患者，盲目使用肠内或肠外营养支持，不仅无法带来临床获益，反而可能增加并发症的发生风险。目前，在我国上海市，所有三级甲等医院的普通外科已明确要求，所有接受胃肠肿瘤手术的患者入院时必须进行 NRS-2002 筛查。这一举措进一步规范了围术期营养支持的临床实践，为患者提供了更科学、精准的治疗保障。

◎ 全面营养评估

对于筛查中发现的营养风险阳性的患者，应进行详细的营养代谢状态评估。这包括评估体重、体重变化、体成分、炎症状态、营养摄入和体力活动等多个维度。根据这些评估结果，医疗团队可以制订针对性的营养支持计划，以改善患者的整体营养状态，并定期复查以调整治疗方案。

◎ 肠内免疫营养支持

在围术期，中国专家共识强烈推荐术前 7 天及术后至少 7 天给予肠内免疫营养制剂。这种免疫增强的营养支持能有效减少术后并发症和感染的风险，从而优化康复过程。相比于静脉营养和标准肠内营养，免疫增强的肠内营养能提供更多益处，改善术后恢复。

◎ 放化疗期间的营养支持

对于放化疗期间出现摄入不足和体重减轻的患者，应根据中国专家共识推荐，提供肠内营养支持，无论是经口还是管饲方式。这样的支持有助于患者维持必要的营养状态，减轻放化疗引起的不良影响，并确保能接受完整的治疗剂量。

◎ 出院后的营养支持和咨询

出院后，患者应至少每 3 个月进行 1 次营养咨询，并鼓励使用口服营养补充剂。定期的营养评估与支持有助于改善患者的营养状况，维持骨骼肌质量，提高化疗的耐受性，同时显著提升生活质量。持续的营养支持也是确保患

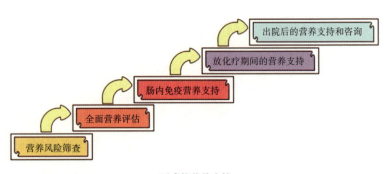

胃癌的营养支持

者长期康复和生活质量维持的关键。通过每 2 周 1 次的体重评估，可以及时调整营养计划以应对任何不良变化，确保患者的营养状况得到有效管理和优化。

在胃癌的整个治疗和康复过程中，营养支持起着至关重要的作用。定期的营养风险筛查和全面的营养评估能够及时发现并解决营养不良的问题，从而减少治疗相关的并发症和提高患者的生活质量。围术期和放化疗期间的肠内免疫营养支持，以及出院后的持续营养咨询和口服营养补充，都是确保患者获得最佳康复效果的关键措施。通过这些综合性的营养支持方案，可以显著改善患者的预后，延长患者生存期，确保患者在治疗和康复过程中保持良好的营养状态和生活质量。因此，为胃癌患者提供科学、个性化的营养支持是提高治疗效果、促进康复和改善生活质量的基石。

三、科学饮食

胃癌患者在经历不同类型手术之后，饮食的调整至关重要。胃不仅是食物的储存场所，还负责初步的消化过程。手术之后，胃的消化能力会有所减弱，进而影响到营养的吸收。

◎ 部分胃保留患者

对于那些仅切除了部分胃的患者来说，他们的消化功能恢复相对较快。通常在手术后的 3 个月内，他们可以从流质和半流质食物逐渐过渡到软食，最终恢复到正常的饮食。这表明，随着时间的推移，他们的饮食可以逐渐丰富，最终与家人共享日常餐食。

◎ 全胃切除患者

对于进行了全胃切除手术的患者，他们需要采取更为谨慎的饮食策略。建议他们采取少食多餐的方式，并在进食时细嚼慢咽。由于全胃的缺失，小肠需要逐步适应并承担起部分消化功能。在适应期过后，他们可以逐步恢复到正常的饮食模式，但需要注意的是，这一过程可能比部分胃切除的患者要长一些。

　　无论是部分胃切除还是全胃切除，胃癌患者在术后都需要经历一个从完全禁食到逐步增加食物摄入的过程。这个过程包括从禁食、少量饮水、清淡液体、流质食物、半流质食物、软食，最终过渡到正常饮食。在这个过程中，患者可以采取一种渐进式的饮食调整策略，即在不增加食物种类的前提下逐步增加食物的量；或者在增加食物种类的同时，控制总的食物摄入量。总之，胃癌术后患者的饮食调整是一个逐步的过程，需要根据个人的恢复情况和医生的建议来进行调整。通过合理的饮食安排，可以帮助患者更好地恢复健康。

四、科学运动

科学运动是胃癌治疗全过程中的重要组成部分。运动不仅能够提升患者的身体功能，还有助于增强其心理健康，减轻治疗相关的不良反应。术前、术后及放化疗期间适当的运动可以减少并发症，提高生活质量，并可能延长生存期。此外，运动还能改善患者的免疫功能和心肺耐力，从而提升整体康复效果。那么，如何进行科学运动管理呢，我们从以下几个方面介绍。

◎ 手术前康复训练

手术前康复训练可以称为"预康复"的一部分，对胃癌患者术后功能状态的恢复尤为重要，主要体现在能提高患者心肺功能对手术的耐受。这种训练应包括个性化、多模式的半监督运动干预，同时结合营养支持和心理辅导。这些干预措施可以显著增强术前体能，提高新辅助治疗的依从性，减少术后并发症的发生率，并显著提升生活质量。运动类型可包括有氧运动、阻力训练及柔韧性训练，强度根据患者个体能力调整，通常建议从低强度开始，逐渐增加。

◎ 术后康复期

术后早期，胃癌患者应尽快开始中等强度的有氧运动和抗阻训练。研究显示，这种运动可有效提升天然杀伤细胞活性，从而改善免疫功能。具体运动建议包括每天2次的手臂和自行车训练器运动，持续14天，强度控制在最大心率的60%左右。这种训练有助于加速术后康复，提高患者的整体体能。

◎ 化疗期间

在化疗期间，建议胃癌患者进行低至中等强度的有氧运动和抗阻训练。这种运动可以显著缓解癌症相关疲劳，比单纯的柔韧性训练更为有效。运动计划应根据患者的具体情况制订，初始阶段可以是低强度的有氧运动如步行或轻微的椭圆机训练，逐渐增加运动时间和强度。此外，适度的阻力训练也可帮助维持肌肉质量和功能。

◎ 术后放疗期间

术后放疗期间也应鼓励胃癌患者进行适度运动。运动可以帮助患者更好地耐受放疗，减少住院时间及并发症的风险。运动处方同样应因人而异，初期以低强度、短时间为主，随着患者恢复情况逐步增加强度和时间。

科学的运动管理可以带来多方面的获益。首先，它能够提升患者的体能和免疫功能，减少手术和治疗的并发症。此外，运动对于缓解癌症相关的疲劳、改善心理状态、增加自信和生活质量也有显著效果。具体来说包括：①缓解疲劳，持续的有氧和抗阻训练有助于提高患者的耐力和体力，这对于减轻因长期治疗而累积的疲劳感尤为重要；②心理安慰，运动能够促进内啡肽的释放，这是一种自然的"愉悦"激素，能够提升心情、减轻焦虑和抑郁症状；③社会互动，参与团体运动或在监督下进行的运动训练可以提供社交支持，增强患者与其他人的联系，从而提高整体的社会从属感；④身体功能，通过改善肌肉质量、力量和灵活性，可以帮助患者更好地进行日常活动，提高生活的自理能力。

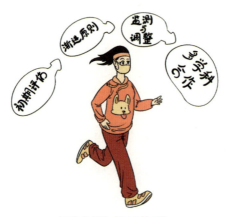

胃癌患者的"运动处方"

为了确保运动带来的最大益处,每位患者的"运动处方"都应该是个体化的,根据其具体病情、治疗方案、体力和运动能力测试进行定制。运动计划应由经验丰富的物理治疗师或运动生理专家指导设计,以确保安全性和效果。以下是一些关键的指导原则:①初期评估,在开始任何运动计划前,对患者进行全面的身体评估,确定适合的运动类型和强度;②渐进原则,从低强度开始,根据患者的适应性逐步增加运动的持续时间和强度;③监测与调整,定期监测患者的响应,并根据其进展和反馈调整运动计划;④多学科合作,在"运动处方"中结合营养和心理支持,以提供一个综合的康复方案。

在胃癌治疗的各个阶段，适当的科学运动管理是一个不可或缺的康复组成部分。通过个性化的运动计划，不仅能够改善患者的生理功能和免疫状态，还能显著提升他们的生活质量和心理健康。运动应作为一种治疗手段被整合到胃癌患者的标准治疗流程中，以确保患者在整个治疗过程中能够获得最佳的支持和护理。

五、睡眠管理

在胃癌的康复过程中，良好的睡眠质量不仅影响患者的身体恢复，也关乎心理健康和生活质量。良好的睡眠可以帮助缓解疲劳，增强免疫系统功能，同时也有助于改善情绪和认知功能。因此，有效的睡眠管理是胃癌康复的一个关键组成部分。管理措施及其实施方法有以下几种。

◎ 认知行为疗法

认知行为疗法（cognitive behavioral therapy for insomnia，CBT-I）是改善癌症患者睡眠障碍的一种非药物治疗方法。CBT-I 通过修改患者对睡眠的认知和行为，帮助他们建立健康的睡眠习惯。治疗通常包括睡眠卫生教育、刺激控制、睡眠限制、认知重构和放松训练等技术。研究表明，CBT-I 可以显著改善癌症患者的睡眠质量，降低入睡时间，减少夜间觉醒次数，并提高睡眠效率。CBT-I 被广泛认为是治疗癌症患者睡眠障碍的金标准。由于它直接处理导致睡眠问题的行为和认知模式，效果通常比药物治疗更持久，且无药物不良反应。然而，实施 CBT-I 需要专业的心理健康服务提供者，这可能限制了其普遍可用性。

◎ 运动疗法

适度的有氧运动和力量训练已被证明可以在癌症治疗期间改善患者的体能并减轻疲劳，间接提升睡眠质量。定期的运动可以调整人体的生物钟，有助于晚上更好地入睡。然而，关于运动直接改善癌症患者睡眠的证据尚不充分，因此运动更多的是作为一种辅助手段，用于提升患者的整体健康状况和睡眠质量。尽管其直接影响尚未得到充分证实，但运动带来的全面健康益处使其成为一个有价值的治疗选项。需要注意的是，运动计划应根据患者的体力和疾病状况进行调整，避免过度劳累。

◎ 饮食管理

合理的饮食也是改善睡眠的重要方面。饮食应富含营养，适量包含有助于促进睡眠的成分，如色氨酸、镁、维生素 B_6 等。避免晚餐过晚或食用刺激性食物也有助于减少夜间胃部不适，提高睡眠质量。然而，目前直接证明特定饮食习惯能改善睡眠质量的研究仍然较为有限。良好的饮食习惯可以为身体提供必要的营养，支持良好的睡眠，患者应遵循营养师的建议，确保饮食健康平衡。

◎ 药物治疗

虽然药物治疗可以用于缓解癌症相关的疲劳和某些类型的睡眠障碍，但对于晚期癌症患者，依赖药物来改善睡眠质量的证据支持不足，且可能带来不良反应。非苯二氮䓬类催眠药物或某些抗抑郁药可在医生的指导下使用，以管理特定情况下的睡眠问题。尽管某些情况下药物治疗是必需的，但对于癌症患者而言，长期依赖睡眠药物并不理想。药物治疗应作为最后的选择，并严格在医生指导下进行，以避免潜在的不良反应和药物依赖。

◎ 睡眠障碍筛查与定期评估

对癌症患者进行常规的睡眠障碍筛查至关重要，以便及时发现并采取适当的干预措施。通过使用标准化的睡眠评估工具，如匹兹堡睡眠质量指数或睡眠日记，医疗团队可以监控患者的睡眠模式，识别潜在的问题，并根据具体情况制订个性化的治疗计划。及时的干预有助于缓解睡眠问题，提高患者的日间功能和生活质量。例如，术前即合并阻塞性睡眠呼吸暂停（obstructive sleep apnea, OSA）的患者，应根据睡眠检测和动脉血气结果，寻求专科医师（如耳鼻咽喉科、口腔颅颌面外科或呼吸内科等）判断 OSA 的原因和分度，寻求对因治疗以提高睡眠质量。

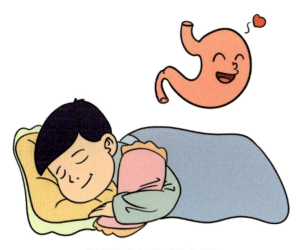

良好睡眠有助于胃癌患者康复

有效的睡眠管理是胃癌康复中不可忽视的一部分，关键在于采用多方位的综合治疗策略。认知行为疗法、适度运动、合理饮食和必要的药物干预共同构成了一个全面的睡眠管理计划。每种方法都有其优点和局限性，关键是要个性化地适应每位患者的具体需求。医生和患者应共同努力，通过定期评估和适时调整治疗方案，以确保达到最佳的康复效果、提升生活质量。

六、疼痛管理

　　癌痛是癌症护理中需要面对的重要问题。部分患者面对癌痛甚至选择忍受也不愿接受镇痛治疗，除了镇痛药物可能产生的不良反应外，阿片类（吗啡为代表）药物成瘾是限制其使用的主要障碍，也是疼痛治疗中的最大瓶颈。"成瘾恐惧"是一个非常错误的观念，有必要予以澄清。

　　早在 20 世纪 80 年代开始，就已经有了专门治疗癌痛的方法，即"三阶梯疗法"。①轻度疼痛，首选的应该是第一阶梯非甾体抗炎药，其中，主要是以阿司匹林为代表药；②中度疼痛，首选弱阿片类药物，其中，以可待因为代表，同时可合用非甾体抗炎药；③重度疼痛，需选择强阿片类药物，其中以吗啡为代表，同时合用非甾体抗炎药。"三阶梯疗法"是基于患者的疼痛强度、疾病进展阶段等原则按阶梯给药，权衡治疗手段，提供最理想的镇痛策略和方法。近年来，欧美指南越来越多地强调在中重度癌痛阶段可以首选阿片类镇痛药物以尽快进行镇痛治疗，并特别注明成瘾现象是十分罕见的。

　　国内外大量研究资料及事实表明，阿片类药物是缓解癌性疼痛的常用药物。用于缓解癌症疼痛的药物在正确使用并遵医嘱的情况下，成瘾的概率极低，因此无须过度担心成瘾问题。

七、心理康复

　　肿瘤患者心理康复是涉及社会心理学的一个复杂且重要的议题。心理社会肿瘤学始于 20 世纪 70 年代中期，是一门新兴的交叉学科，研究恶性肿瘤患者及其家属在疾病发生、发展各阶段所承受的压力和他们的心理反应，为恶性肿瘤的整合治疗和护理开拓了新视野，越来越多的研究表明，心理社会因素在恶性肿瘤的发生、发展、诊疗及护理过程中起到了非常重要的作用。

　　肿瘤患者的心理状态受到多种因素的影响，包括生活事件与社会经历、个体易感性及心理因素等。

　　首先，生活事件与社会经历对肿瘤患者的心理状态有显著影响。负性生活事件、巨大精神刺激、长期的情绪压抑等情况在肿瘤患者中更为常见，这些情况可能导致患者的心理压力增大，影响治疗效果和生活质量。其次，个体易感性及心理因素也是影响肿瘤发生发展的重要因素。例如，内向、抑郁、好生闷气的个性可能增加患胃癌的风险；

常生闷气的人易患乳癌；孤独、无助、绝望的忧伤可能引发白血病。最后，具有某些特定性格特征的人，如抑郁、愤怒、情感压抑、过分以他人为中心的 C 型性格（也叫癌症性格）者，也可能增加患癌症的风险。这类性格可能导致内分泌功能紊乱，器官功能活动失调，免疫力下降，从而增加癌症的风险。焦虑和抑郁是肿瘤患者最常见的心理失调。当一个人被诊断为癌症时，可能会产生恐惧、紧张和焦虑不安的情绪。治疗期间的不良反应和治疗花费都可能损害患者的自尊心，增加焦虑和恐惧。从心理学角度来看，焦虑是个体在面临无法应对的情境时所产生的一种防御机制。

在肿瘤患者的康复过程中，心理康复是个新的关注点，并且在促进患者康复方面发挥着越来越重要的作用。心理康复涉及"消解恐癌情结""行为纠治""优化个性"等多个方面。"消解恐癌情结"主要是帮助患者克服对癌症的恐惧，正确认识和对待疾病。"行为纠治"则是纠正患者的不良行为习惯及生活方式，以促进康复。"优化个性"则是指通过调整性格特征和应对方式，增强患者的心理适应能力。

肿瘤患者的心理康复是一个综合性的过程，需要关注患者的心理需求，提供适当的支持和辅导，也就是时下常说的情绪价值。通过理解患者的个体化社会心理学背景和心理状态，我们可以更好地帮助他们应对疾病，提高生活质量。为了有效地进行肿瘤患者的心理康复，我们可以采取以下措施。

● 提供心理支持：肿瘤患者需要得到他人的理解和支持，以缓解他们的焦虑和抑郁情绪。医护人员和家属可以提供情感支持，倾听患者的感受，帮助他们面对和克服恐惧和不安。

● 认知行为疗法：通过改变患者的不良思维模式和行为习惯，提高他们的心理应对能力。例如，教患者正确的胃癌相关知识和治疗内容，讲解化疗后躯体发生的变化、不良反应和检查相关的注意事项，如何识别和纠正消极的思维模式，如何采用积极的应对策略来处理焦虑和抑郁。

● 生活方式调整：改变不良的生活方式可以促进患者的康复。例如，改善饮食习惯、增加体育锻炼、调整作息时间等，都有助于提高患者的身体素质和心理状态。

● 社交互动：鼓励患者参与社交活动，与他人交流互动，有助于缓解孤独感和焦虑情绪。例如，组织病友交流会、志愿者活动等，让患者有机会与他人分享经历和感受。

● 专业的心理辅导：对于需要更深入心理辅导的患者，可以寻求专业心理咨询师的帮助。他们可以提供个性化的心理治疗方案，帮助患者处理复杂的情绪问题和心理障碍。

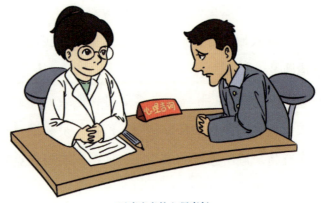

胃癌患者的心理康复

在实施心理康复的过程中，我们还需要注意以下几点。

● 尊重患者的意愿：在进行心理康复时，应充分尊重患者的意愿和选择。如果患者不愿意接受心理治疗或不愿意分享内心的感受，应尊重他们的决定。

● 建立信任关系：医护人员和心理咨询师应与患者建立信任关系，让他们感到安全和舒适。只有在信任的基础上，患者才可能愿意敞开心扉，分享内心的困惑和恐惧。

● 提供个性化的服务：不同患者的心理需求和问题可能不同，因此应提供个性化的心理康复服务。根据患者的具体情况，制订合适的治疗计划，以满足他们的特定需求。

● 定期评估和调整：在实施心理康复过程中，应定期评估患者的进展情况。根据评估结果，及时调整治疗方案，以确保患者获得最佳的治疗效果。

● **联合其他治疗方式**：心理康复并非独立存在，应与其他的治疗方式相结合，如药物治疗。通过综合治疗，可以更好地满足患者的医疗需求，提高治疗效果和生活质量。

综上所述，肿瘤患者的心理康复是一个多方面的过程，需要医护人员、家属和社会的共同努力。通过提供心理支持、认知行为疗法、生活方式调整、社交互动和专业心理辅导等措施，我们可以有效地帮助肿瘤患者应对疾病带来的心理问题，提高他们的生活质量。

八、家庭关怀

　　肿瘤患者家庭关怀是一个非常重要的话题，也是贯穿肿瘤患者诊疗期间最重要的一部分。亲人的鼓励和支持是肿瘤患者坚持治疗的重要力量源泉。但长期以来，人们对肿瘤"谈癌色变"的传统观念，往往使家属对患者采取一系列"保护性"措施，结果却适得其反。例如，担心患者本人了解真实病情后精神压力太大，家人往往采取善意的谎言"欺骗"患者。但很多时候患者是知道自己病情的，反而为了照顾家人的情绪表现得更平静。这种家庭内部的沟通不畅并不利于患者的治疗及康复。对于家庭关怀方面，我们觉得有必要进行系统的教育，将患者及亲属的肿瘤思想观念拉回到正轨，共同正确地面对肿瘤的治疗。以下是一些建议，以帮助大家为肿瘤患者提供更好的家庭关怀。

　　• 了解肿瘤疾病：首先我们应当了解肿瘤是一种什么病及其治疗方式，可以帮助大家更好地理解患者的需求和情绪状态。与医生、护士或专业机构联系，了解更多关于肿瘤疾病的知识是一种快捷有效的方式，而不是自己在百度上搜索，无法从海量的信息中筛选出科学的信息，反而导致对肿瘤的错误认知。

- 提供心理支持：肿瘤患者可能会经历恐惧、焦虑、抑郁等负面情绪。亲属应当提供心理支持，倾听他们的感受，给予鼓励和支持，可以帮助他们更好地应对这些情绪。

- 适当的休息：肿瘤患者的身体需要更多的休息和恢复时间。帮助他们安排适当的休息，避免过度疲劳，有助于提高他们的生活质量。

- 改善饮食：良好的营养是肿瘤患者康复的重要因素。与医生或营养师合作，制订适合患者的饮食计划，确保他们获得足够的营养和能量。

- 参加互助小组：现在很多医院都有一些肿瘤康复患者组织，可以提供与其他肿瘤患者及其家庭成员交流的机会，汲取其他患者的抗癌经验。这有助于减轻孤独感，分享经验和获得支持。

- 鼓励适量运动：适量的运动可以帮助肿瘤患者增强体质，提高免疫力。根据患者的身体状况，选择适合的运动方式和强度。

- 关注细节：在家庭关怀中，关注细节非常重要。这也是只有家人才能做到的部分，只有每天生活在一起的人才能发现患者日常生活中的细微改变。确保及时发现患者的异常，以及及时调整患者的居住环境、社会交往，满足他们的日常需求和喜好。

● 与医疗机构或者主管大夫保持联系：与医疗机构保持密切联系，及时了解患者的病情和治疗进展。与医护人员合作，共同为患者提供最佳的关怀和支持。

通过以上这些建议和方法，我们可以更好地为肿瘤患者提供家庭关怀和支持。记住，每个患者都是独特的个体，他们的需求和感受可能会有所不同。因此，与他们保持开放、诚实的沟通，并根据他们的需求进行调整和适应，是至关重要的。还有一些其他的方式可以加入到家庭关怀的实际操作过程中，如创造艺术和创作的空间，也就是老百姓俗称的"找点事儿干"。艺术和创作可以成为肿瘤患者表达情感和寻找内心平静的方式。为他们提供一个安全、宁静的空间，让他们进行绘画、写作、音乐或其他形式的创作。

总之，为肿瘤患者提供家庭关怀需要付出许多努力和关注。通过以上这些建议和方法，可以更好地支持他们，帮助他们度过这段困难的时期。记住，每个患者都是独特的个体，因此家人需要根据他们的需求和感受进行个性化的关怀和支持。

九、社会康复

社会康复是肿瘤患者康复过程中不可或缺的一环，它标志着患者从疾病的阴影中走出，重新融入社会，恢复正常的生活节奏，是实现自我价值的重要途径。对于许多肿瘤患者而言，疾病不仅带来了身体上的痛苦，还可能导致心理上的孤立和社会功能的退化。因此，社会康复不仅仅是简单地重新参与社交活动，更是一个全方位、多角度的康复过程。

◎ 获取社会支持，建立社会联结

与家人、朋友保持良好的沟通。分享自己的感受和需要，寻求他们的支持和理解。同时，可以选择一些适合自己的社交场合，如参加志愿者活动、加入兴趣小组或俱乐部等，与他人建立新的联系。

◎ 加强体育锻炼，减轻疾病影响

体育锻炼能有效促进身体素质的提高与精力的恢复，提高肿瘤患者应对繁重工作的能力。所以，在情况允许的前提下，适度地运动（如瑜伽、跑步、健美操等）可以帮助肿瘤患者改善体能，增强身体素质，以便以更好的身体状态重返工作岗位。此外，也要养成良好的睡眠习惯，保持良好的营养状态。如果无法通过自我调整改善疲乏的情况，请及时就医。

◎ 保持良好心态，促进社会融入

负性心理会对肿瘤患者重返社会产生不良影响。而减轻或消除病耻感，可以帮助肿瘤患者更好地融入社会生活。保持积极乐观的心态，有助于更好地面对生活中的挑战。同时，接受自己现在的身体状况，不要苛求自己，逐步适应新的生活方式。如果无法进行自我调节，可以寻求医生的帮助，通过正念训练、叙事疗法等来帮助调节情绪，形成较为平和的心态，增加对病情的接受度，并产生新的自我认同，减轻痛苦情绪及孤独感，缓解在社交过程中产生的焦虑和恐惧。

十、定期复查

　　肿瘤的定期复查对于肿瘤患者来说至关重要，可以说是在结束肿瘤的诊断治疗后贯穿肿瘤患者一生的重要部分。之所以人们谈癌色变，就是因为肿瘤具有复发和转移的特性。即使经过根治性手术切除或充分的辅助放化疗达到了肿瘤学意义上的痊愈，肿瘤细胞依然可能潜藏着未被发现的病灶和微转移灶。除此之外及早发现肿瘤的复发或转移，有助于提高患者的生存率和生活质量。定期复查就像一道"护身符"，时刻监测着患者的病情变化，为患者的生命安全保驾护航。

　　复查的频率和项目需要根据患者的具体情况和医生的建议来确定。就拿胃癌来说，在治疗的 2 年内，每 3 个月进行 1 次定期复查；2～3 年内，每 6 个月复查 1 次；3～5 年内，每年复查 1 次；5 年以后，每年复查 1 次，直至终身。每一次复查都像是一次对生命的"检阅"，每一项检查都承载着患者对健康的渴望和期盼。常用的检查包括肿瘤标志

物、胸腹盆腔增强 CT、胃镜等，必要的时候还可以进行
PET-CT 检查。

胃癌患者复查原则

时　间	复查频率
治疗 2 年内	每 3 个月复查 1 次
治疗 2～3 年	每 6 个月复查 1 次
治疗 3～5 年	每年复查 1 次
治疗 5 年后	每年复查 1 次，直至终身

　　肿瘤的复查不仅仅是简单地完成几个项目，还有很多
细节需要注意。在复查前，患者需要保持良好的生活习惯，
避免熬夜和进食过于油腻的食物。在进行血液检查前一天
晚上 10 点到第二天抽血结束，注意保持禁食禁水，以确保
检查结果的准确性。此外，尽量选择同一家医院进行复查
可以方便医生对患者的病情进行准确评估。这些都是复查
时的小细节，但却是关系着生命健康的大学问。

　　肿瘤复查的注意事项包括以下几点。

　　• **饮食**：在复查前，患者需要避免食用辛辣、刺激性
食物，如辣椒、花椒和芥末等，以及生冷食物，如冰淇淋
和西瓜等。这些食物可能影响检查结果或导致胃肠道出现
不适反应。患者应保持清淡饮食，避免熬夜。在复查前的

12 小时内，患者应避免进食（包括饮水），以保持空腹状态进行必要的检查。

- 注意事项：患者在复查期间应保持积极的心态，遵循医生的指导进行治疗和康复。同时，注意保持良好的生活习惯和健康饮食，避免吸烟和饮酒。如有任何疑问或不适，应及时与医生联系。在复查前，患者应准备好相关的资料，如之前的检查结果、病理报告、手术记录、放化疗记录等，以便医生进行对比和评估。同时，患者应告知医生自己的身体状况、用药情况以及任何不适症状，以便医生更好地了解病情。积极配合：患者在复查时应积极配合医生的检查和治疗，遵循医生的指导，如保持静止、屏气等。同时，患者应如实回答医生的询问，不要隐瞒病情或病史。

- 检查结果的解读：复查后，患者应认真听取医生的分析和建议，理解复查结果的意义，如有疑问应及时向医生咨询。同时，患者应按时按量服药，不自行更改药物或停药。

- 调整心态：肿瘤复查可能会带来一定的心理压力和焦虑，患者应保持乐观的心态，积极面对病情和治疗。同时，患者可以寻求心理支持，如与亲友交流、参加病友会等。

肿瘤患者的复查也可以说是定期对患者前一段时间生活情况的检验，是否按照肿瘤康复的要求进行生活习惯的干预。例如，对于胃癌治疗后的患者，我们期望患者可以戒烟戒酒、保持良好的三餐饮食习惯、避免重盐重油的饮食习惯、保持正常作息等。肿瘤的康复需要从生活中的方方面面做起，定期的复查才有意义。每一个肿瘤患者都需要为自己的生命安全负责，积极配合治疗、参加康复训练、建立社交支持网络、寻求专业护理、合理利用医疗资源等。只有通过全面而系统的治疗和护理，才能让患者真正摆脱肿瘤的困扰，恢复健康和活力。